José Luis Ayuso Gallardo

ANATOMÍA FUNCIONAL DEL APARATO LOCOMOTOR

WANCEULEN
EDITORIAL DEPORTIVA

Título: ANATOMÍA FUNCIONAL DEL APARATO LOCOMOTOR

Autor: JOSÉ LUIS AYUSO GALLARDO

Ilustraciones artísticas: Mª del Carmen Ayuso Gallardo

Diseño de cubierta: Fernando G. Mancha
Ilustración de cubierta: Fernando G. Mancha
Editorial: WANCEULEN EDITORIAL DEPORTIVA, S.L.
C/ Cristo del Desamparo y Abandono, 56 41006 SEVILLA
Tlfs 954656661 y 954921511 - Fax: 954921059

I.S.B.N.: 978-84-9823-194-6

Dep. Legal: SE-6272-2008

Primera Edición: Año 2008
Impreso en España: Publidisa

A mis tíos Aniceto y Manoli.

ÍNDICE

INTRODUCCIÓN

Este libro trata de ser un apoyo al estudiante del Módulo de Fundamentos Biológicos y Bases del Acondicionamiento Físico, del Ciclo Formativo de Animación de Actividades Físicas y Deportivas en el se ha de impartir, entre otras materias, Anatomía y Fisiología del aparato locomotor. Algunos de los objetivos que para este bloque se persiguen son los siguientes:

1. *Analizar los movimientos básicos del aparato locomotor desde el punto de vista biomecánico, explicando las estructuras anatómicas que intervienen en su ejecución.*
2. *Reconocer las articulaciones humanas y clasificarlas en función del tipo y grado de movilidad.*
3. *Localizar y los principales huesos y músculos del cuerpo reconociendo la función que realizan.*

Debido a que la bibliografía existente es muy extensa para este nivel formativo, he decidido crear un libro sobre anatomía deportiva referida únicamente al aparato locomotor y su relación con la actividad física, ajustando los contenidos, a los niveles mínimos de conocimiento que debe poseer un Técnico Deportivo.

En él se describe básicamente el origen (O.) y la inserción (I.) de los principales músculos, así como su función (F.) relacionándola con la actividad física. También se describen de forma pormenorizada, todos los huesos del aparato locomotor.

Hemos de destacar la aplicación a la actividad física, pues en cada apartado se describen los ejercicios de activación, fortalecimiento y flexibilización de cada grupo muscular.

He tratado de ser conciso y a la vez gráfico ayudado por los dibujos de la musculatura y un esquema que nos traza el origen y la inserción de cada músculo.

Esperamos que sea una ayuda para los Técnicos en Animación de Actividades Físicas y Deportivas, así como al resto de los Técnicos Deportivos.

1 CONCEPTOS PREVIOS

1.1. DIRECCIONES ANATÓMICAS

Los siguientes conceptos nos ayudan a localizar puntos o segmentos en el cuerpo humano.

CRANEAL. Indica la dirección hacia arriba, superior o cerca de la cabeza. Por ejemplo el esternón, los ojos o la nariz se encuentran en situación cefálica respecto de localizaciones como rodillas o pies.

CAUDAL. Supone la dirección hacia abajo, es inferior o cercana a los pies. Así las rodillas o tobillos se sitúan en dirección caudal respecto del tórax o la cadera.

ANTERIOR o VENTRAL. Hacia la parte delantera o hacia el frente. En posición anatómica encontramos en esta situación las palmas de las manos, las rodillas, la nariz y la boca o los dedos de los pies.

POSTERIOR o DORSAL. Es lo opuesto, lo que se encuentra a la espalda, en la parte trasera, como serían el talón, los codos, la nuca o el dorso de las manos.

MEDIAL O PROXIMAL. Está próximo a la línea media del cuerpo.

LATERAL O DISTAL. Es superficial o está alejado de la línea media del cuerpo.

PROFUNDO. Hacia el interior del cuerpo.

PERIFÉRICO O SUPERFICIAL. Hacia la superficie corporal.

1.2. EJES Y PLANOS DE REFERENCIA. EL SISTEMA COORDINADO DEL CUERPO

Con el fin de localizar los movimientos de los diferentes segmentos corporales, vamos a situar el cuerpo dentro de un sistema de referencia tridimensional, el cual parte del centro de gravedad humano, quinta vértebra lumbar aproximadamente, que es el punto de intersección de las tres dimensiones.

Definimos *eje* como la línea sobre la cual gira la articulación, y *plano* como la superficie que se halla perpendicular al eje sobre la cual se mueve el segmento.

Partimos de la *posición anatómica* del cuerpo, por definición: en bipedestación, talones juntos, brazos pegados al cuerpo y palmas dirigidas hacia delante (supinación) y la cabeza erguida.

1.2.1. Ejes de movimiento

1

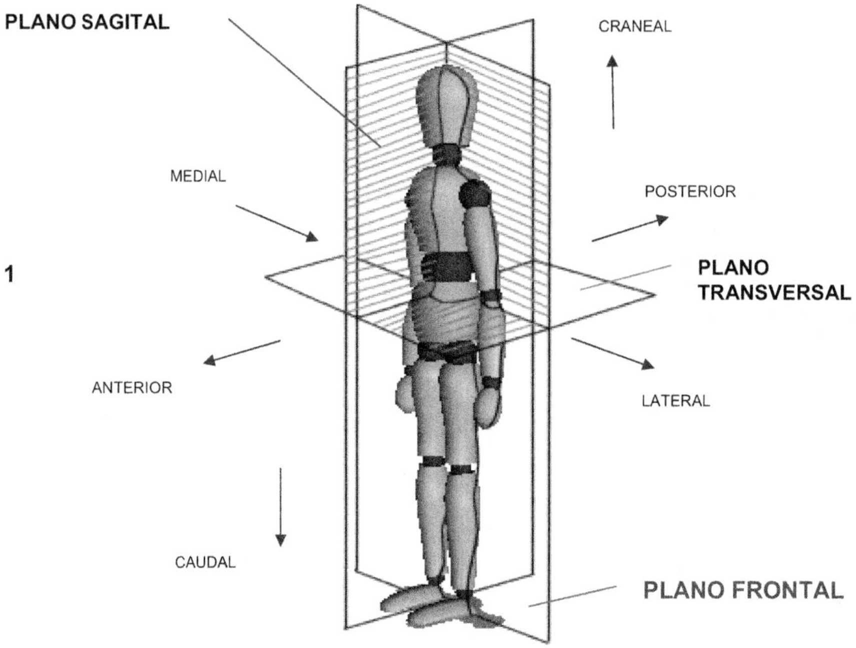

EJE LONGITUDINAL.- Está situado a lo largo del eje mayor del cuerpo. En posición anatómica coincide con la línea de gravedad del cuerpo, por eso algunos autores lo conocen como eje vertical.

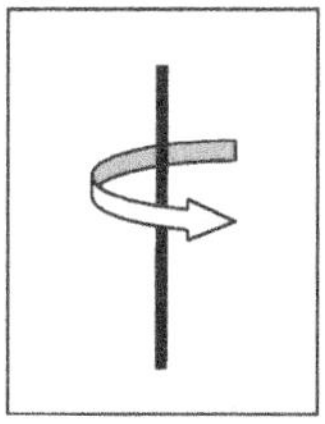

EJE TRANSVERSAL.- Va de derecha a izquierda o viceversa, formando ángulo recto con el vertical.

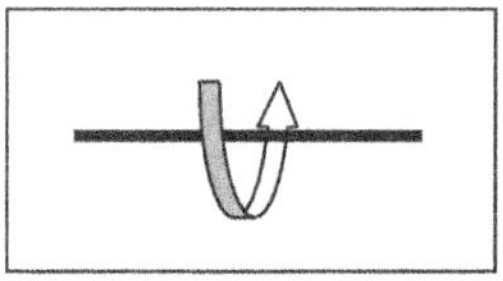

EJE SAGITAL.- Cruza el cuerpo de delante atrás, por lo que se conoce también como eje anteroposterior.

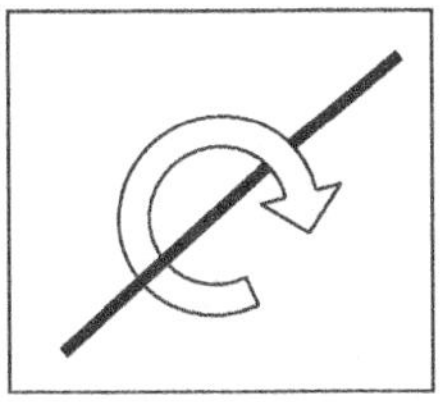

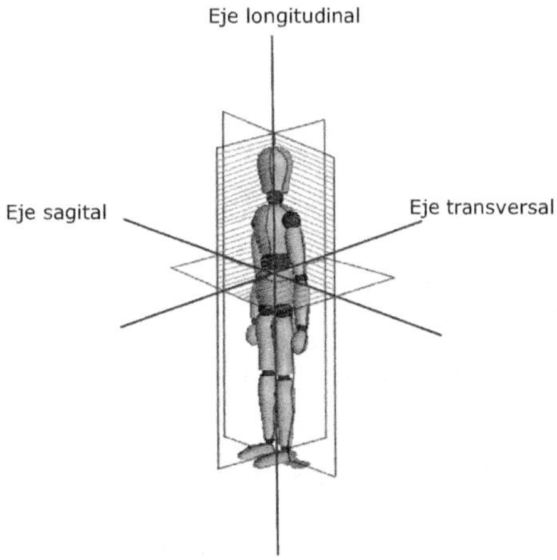

1.2.2. Planos de movimiento

Todos los movimientos del cuerpo pueden reducirse a tres planos y quedan determinados por las modificaciones de la magnitud de los ángulos articulares.

1.2.2.1. PLANO TRANSVERSAL.- Corta al cuerpo horizontalmente en dos partes, una superior (o cefálica) y otra inferior (o caudal). En él se producen los movimientos originados sobre el eje longitudinal. Se ven claramente los movimientos de vistas cenitales.

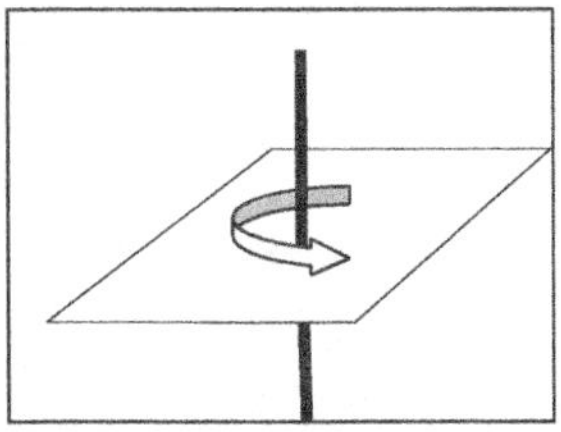

1.2.2.2. PLANO SAGITAL.- Es el que divide al cuerpo en dos mitades simétricas una izquierda y otra derecha. Sobre él se producen los movimientos cuando se gira sobre el eje transversal. En él se ven los movimientos de perfil.

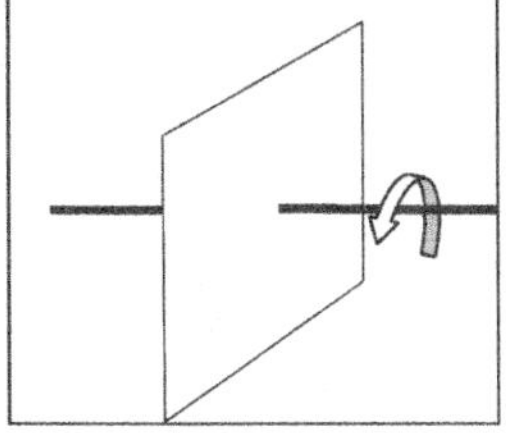

1.2.2.3. PLANO FRONTAL.- Divide al cuerpo en dos partes, una posterior y otra anterior, forma con el sagital un ángulo de 90 grados. En él se encuentran los movimientos que se producen al girar sobre el eje sagital. En este plano es posible distinguir bien los movimientos que se realizan de cara.

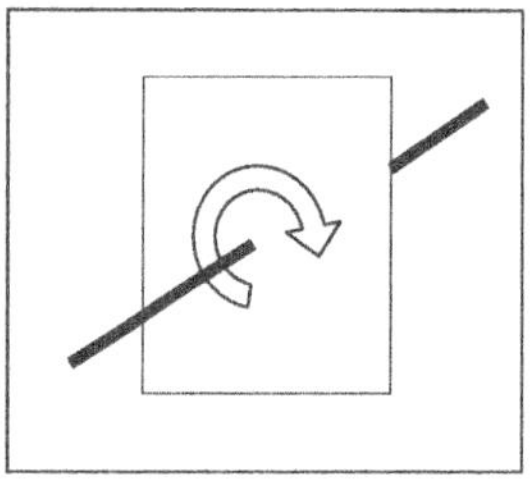

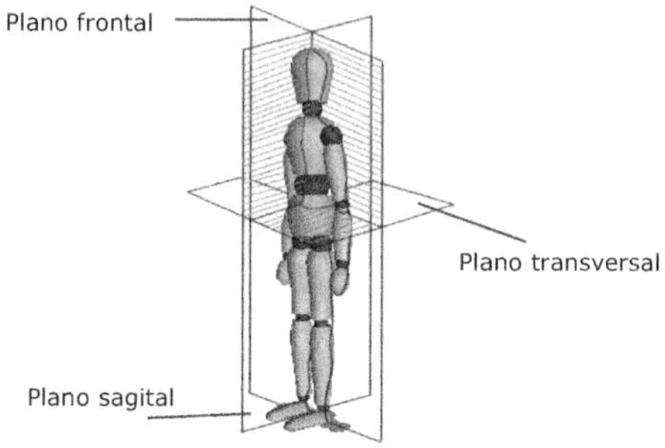

1.3. TIPOS DE MOVIMIENTOS CORPORALES

De forma genérica los movimientos del cuerpo son los siguientes:

- FLEXIÓN
- EXTENSIÓN
- ABDUCCIÓN
- ADUCCIÓN
- ROTACIÓN
- CIRCUNDUCCIÓN

1.3.1. FLEXIÓN.- Es el movimiento en el que dos segmentos de una articulación común se aproximan, reduciéndose el ángulo articular.

Ej.: Al aproximar el antebrazo sobre el brazo.

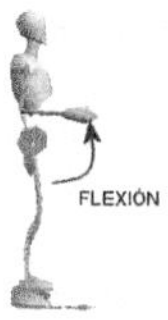

1.3.2. EXTENSIÓN.- Es el movimiento contrario a la flexión, se produce cuando dos segmentos de una articulación común se separan, tendiendo a alinearse en la posición anatómica.

Ej.: Separación del antebrazo y brazo.

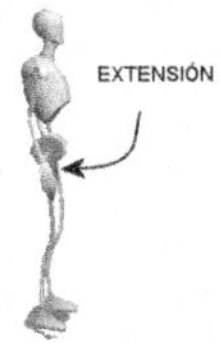

1.3.3. HIPEREXTENSIÓN.- Es un movimiento de extensión en el que se va más allá de la posición anatómica. Suele atribuirse a la extensión de cabeza o tronco hacia atrás, más allá de la posición anatómica.

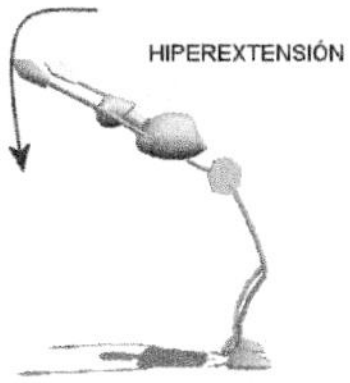

1.3.4. ABDUCCIÓN.- Es el movimiento de un segmento que se separa lateralmente del eje longitudinal o de la línea media del cuerpo.

Ej.: Elevación del brazo en cruz.

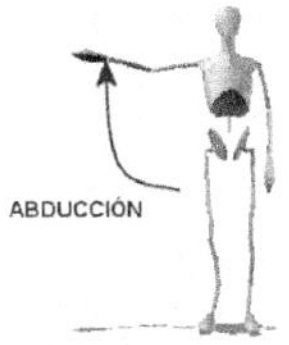

1.3.5. ADUCCIÓN.- Es un movimiento de aproximación a la línea media del cuerpo. En la muñeca, la abducción también se llama *flexión radial*, y la aducción, *flexión cubital.*

Los movimientos hacia un lado y otro del cuerpo se llaman flexiones laterales.

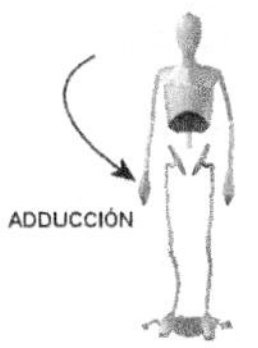

1.3.6. ABDUCIÓN Y ADDUCIÓN TRANSVERSALES (HORIZONTALES).- Se trata de un movimiento de la articulación del hombro sobre el plano transversal. En el caso de la abducción el húmero busca la separación del plano medio o sagital, mientras que en la adducción se busca la aproximación al plano medio, entendiendo que estas acciones se realizan delante de la cara.

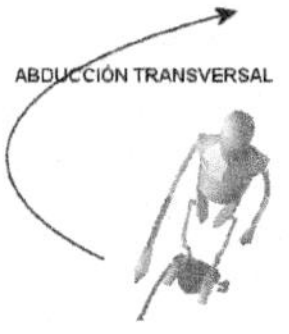

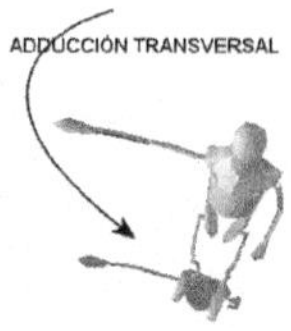

1.3.7. ROTACIÓN.- Movimiento en el que un segmento o parte del cuerpo gira sobre su propio eje longitudinal.

Partiendo de la posición anatómica se denomina *rotación interna o pronación* a los movimientos de las extremidades cuando los pulgares buscan la línea media del cuerpo, se considera que el movimiento es hacia adentro.

Se denomina *rotación externa o supinación* al movimiento contrario, los pulgares se separan de la línea media hasta su tope anatómico, en este caso se puede entender que el movimiento es hacia fuera.

Las rotaciones sobre el eje mayor del hueso pueden ocurrir en las articulaciones de hombro, muñeca, cadera y rodilla cuando esta está flexionada.

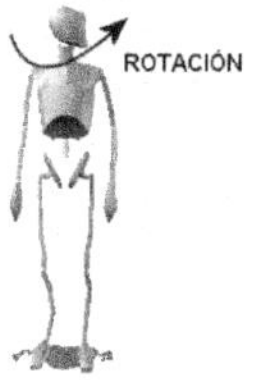

En la articulación del tobillo no se da exactamente un movimiento de rotación, sino una combinación varios movimientos, por esta razón se habla de:

1.3.8. INVERSIÓN al movimiento en el que se combina la *aducción, la extensión y la supinación* del tobillo.

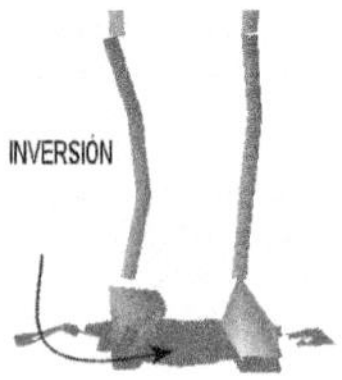

1.3.9. EVERSIÓN, es aquel movimiento en el que se aúnan los movimientos de *abducción, pronación y flexión.*

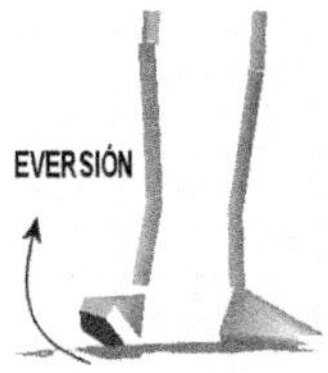

1.3.10. CIRCUNDUCCIÓN.- Se denomina movimiento de circunducción al que realiza un segmento, de forma que uno de sus extremos describe una circunferencia, tomando como punto de giro el otro extremo. Podemos diferenciarlo cuando observamos cómo el segmento describe un cono, con vértice en la articulación proximal y su base circular en el extremo distal.

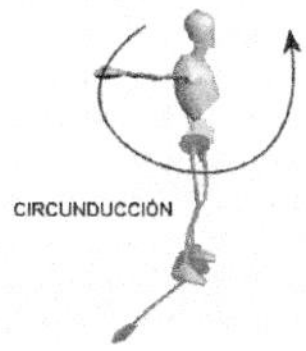

1.4. DENOMINACIÓN DE LA ACCIÓN MUSCULAR

Los músculos que provocan modificaciones angulares en las articulaciones se denominan:

- flexores y extensores
- abductores y aductores
- supinadores y pronadores

Según la forma de actuar sobre las articulaciones hemos de hablar de:

- flexores de la articulación de la rodilla
- aductores de la articulación del hombro o
- extensores del tronco.

Es decir, a la función del músculo, le añadiremos la denominación de la articulación correspondiente.

A la hora de localizar correctamente el movimiento y definir bien un ejercicio físico, debemos denominar la acción articular seguida de la articulación correspondiente. Por ejemplo, si decimos “flexión de piernas” no sabemos si la pierna se flexiona por la cadera, la rodilla o el tobillo, sin embargo al decir “flexión de rodilla” sabemos que esto corresponde a algo muy concreto y libre de confusión.

PARTES CORPORALES	REGIONES CORPORALES	ARTICULACIÓN
CABEZA	CRÁNEO	ATLANTOCCIPITAL
TRONCO	CUELLO	CERVICAL
	TÓRAX	DORSAL
	ABDOMEN	LUMBAR
EXTREMIDAD SUPERIOR	BRAZO	DEL HOMBRO
	ANTEBRAZO	DEL CODO
	MANO	CARPIANA METACARPOFALÁNGICA INTERFALÁNGICA
EXTREMIDAD INFERIOR	MUSLO	DE LA CADERA
	PIERNA	DE LA RODILLA
	PIE	TARSIANA METATARSOFALÁNGICA INTERFALÁNGICA

1.5. TODOS LOS MOVIMIENTOS DEL CUERPO HUMANO

		SEGMENTO	CABEZA
		ARTICULACIÓN	RAQUIS CERVICAL
MOVIMIENTO	**PLANO**	**EJE**	**REP. GRÁFICA**
Flexión lateral	Frontal	Sagital	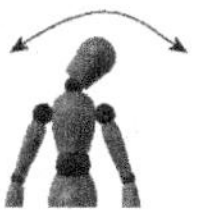 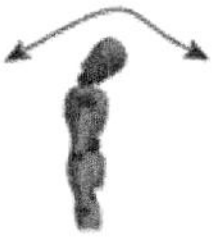
Flexión	Sagital	Transversal	
Extensión	Sagital	Transversal	Flexión lateral Flexo-extensión
Hiperextensión	Sagital	Transversal	
Rotación	Varios		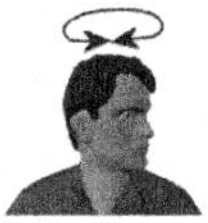 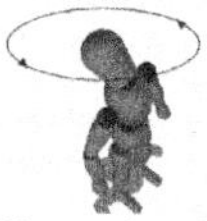
Circunducción	Varios		Rotación Circunducción

SEGMENTO			TRONCO
ARTICULACIÓN			RAQUIS DORSO-LUMBAR
MOVIMIENTO	**PLANO**	**EJE**	**REP. GRÁFICA**
Flexión	Sagital	Transversal	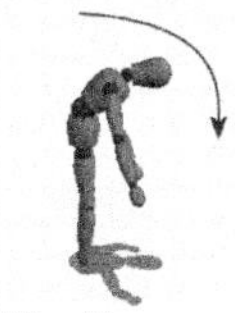 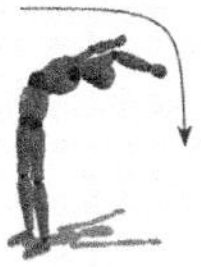 Flexión Hiperextensión
Extensión	Sagital	Transversal	
Hiperextensión	Sagital	Transversal	
Flexión lateral Izqu.-Dcha.	Frontal	Sagital	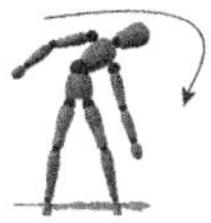 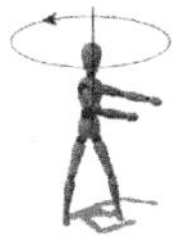 Flexión lateral Rotación
Rotación	Varios		
Circunducción	Varios		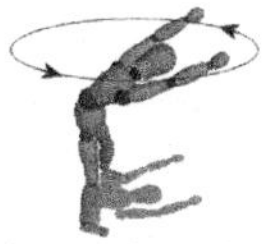 Circunducción

SEGMENTO			MIEMBRO INFERIOR
ARTICULACIÓN			CADERA
MOVIMIENTO	**PLANO**	**EJE**	**REP. GRÁFICA**
Flexión	Sagital	Transversal	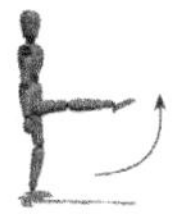 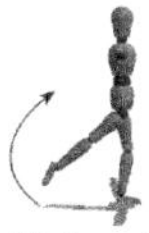 Flexión Extensión
Extensión	Sagital	Transversal	
Abducción	Frontal	Sagital	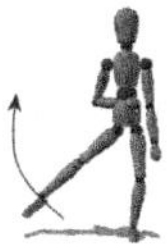 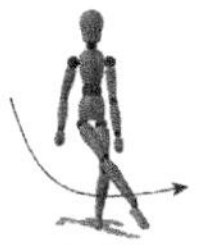 Abducción Adducción
Aducción	Frontal	Sagital	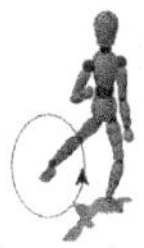 Circunducción
Rotación	Varios		
Circunducción	Varios		

		SEGMENTO	MIEMBRO INFERIOR
		ARTICULACIÓN	RODILLA
MOVIMIENTO	**PLANO**	**EJE**	**REP. GRÁFICA**
Flexión	Sagital	Transversal	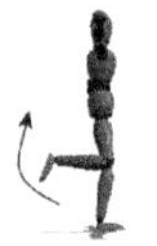 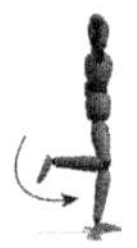 Flexión Extensión
Extensión	Sagital	Transversal	
Rotación (Con la rodilla en flexión)	Varios		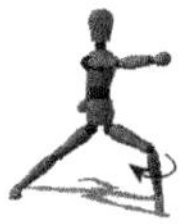 Rotación

		SEGMENTO	MIEMBRO INFERIOR
		ARTICULACIÓN	TOBILLO
MOVIMIENTO	**PLANO**	**EJE**	**REP. GRÁFICA**
Flexión (Flexión dorsal)	Sagital	Transversal	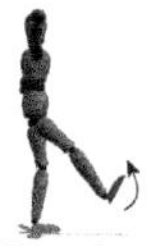 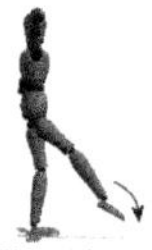 Flexión dorsal Flexión plantar
Extensión (Flexión plantar)	Sagital	Transversal	
Eversión Abducción Pronación Flexión	Varios		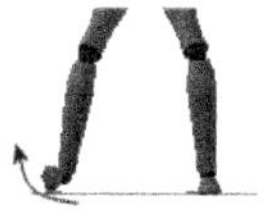 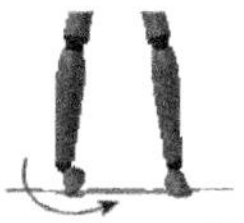 Extensión Inversión
Inversión Aducción Supinación Extensión	Varios		

		SEGMENTO	MIEMBRO SUPERIOR
		ARTICULACIÓN	HOMBRO
MOVIMIENTO	**PLANO**	**EJE**	**REP. GRÁFICA**
Flexión	Sagital	Transversal	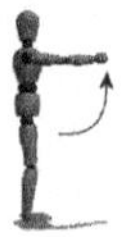 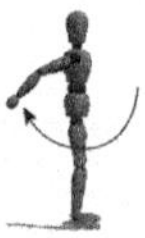 Flexión Extensión
Extensión	Sagital	Transversal	

		SEGMENTO	MIEMBRO SUPERIOR
		ARTICULACIÓN	HOMBRO
MOVIMIENTO	**PLANO**	**EJE**	**REP. GRÁFICA**
Abducción Aducción	Frontal Frontal	Sagital Sagital	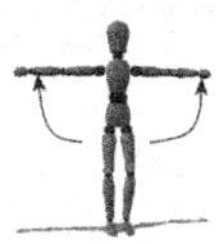 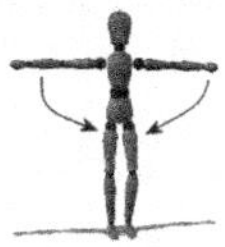 Abducción Adducción
Abducción transversal Aducción transversal	Trans-versal Trans-versal	Longitudinal Longitudinal	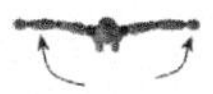 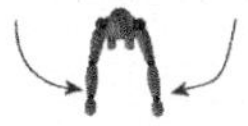 Abd. Transv. Add. Transv.
Rotación Interna Rotación Externa	Varios Varios		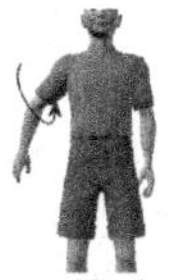 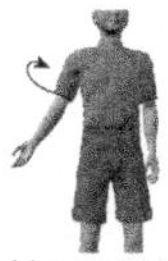 Rotación interna Rotación externa
Circunducción	Varios		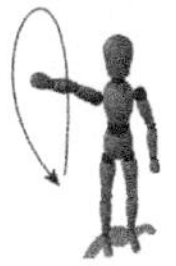 Circunducción

		SEGMENTO	MIEMBRO SUPERIOR
		ARTICULACIÓN	CODO
MOVIMIENTO	**PLANO**	**EJE**	**REP. GRÁFICA**
Flexión Extensión	Sagital Sagital	Transversal Transversal	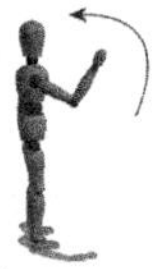 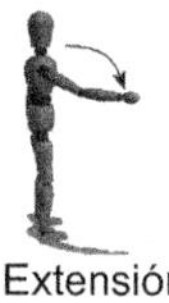 Flexión Extensión
Rotación interna (pron) Rotación externa (sup)	Trans-versal Trans-versal	Longitudinal Longitudinal	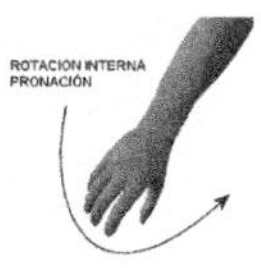 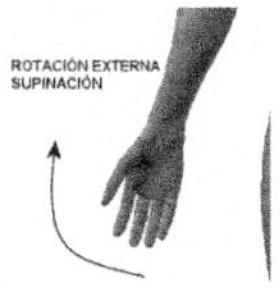 Pronación Supinación

		SEGMENTO	MIEMBRO SUPERIOR
		ARTICULACIÓN	MUÑECA
MOVIMIENTO	**PLANO**	**EJE**	**REP. GRÁFICA**
Flexión palmar	Sagital	Transversal	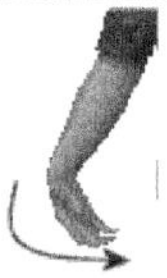 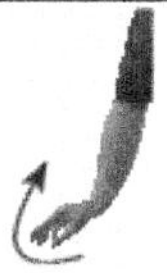
Flexión dorsal	Sagital	Transversal	Flexión palmar Flexión dorsal
Flexión radial	Frontal	Sagital	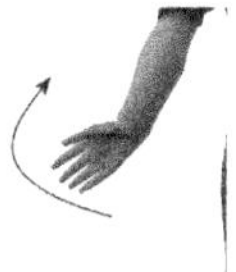 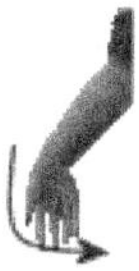
Flexión cubital	Frontal	Sagital	Flexión radial Flexión cubital

		SEGMENTO	MIEMBRO SUPERIOR
		ARTICULACIÓN	MANOS Y DEDOS
MOVIMIENTO	**PLANO**	**EJE**	**REP. GRÁFICA**
Flexión	Sagital	Transversal	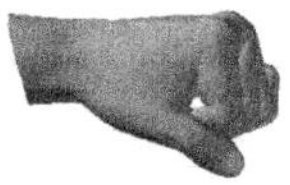
Extensión	Sagital	Transversal	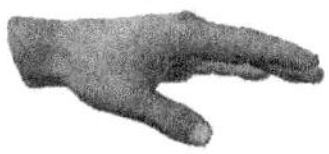

2 ASPECTOS GENERALES DEL APARATO LOCOMOTOR

El aparato locomotor está compuesto por dos sistemas:

El esquelético **(aparato locomotor pasivo).**

Formado por:

- huesos,
- cartílagos,
- articulaciones
- ligamentos.

El muscular **(aparato locomotor activo).**

Formado por:

- músculos y los elementos auxiliares como:
  - tendones,
  - vainas tendinosas,
  - bolsas serosas.

De tal forma que la capacidad de contracción del *músculo* permitirá el movimiento de los *huesos* que están fijados unos a otros por las *articulaciones*.

2.1. APARATO LOCOMOTOR PASIVO

Weinek (1995) calcula que existen unos 208 a 212 huesos diferentes en el cuerpo humano y representan alrededor del 17% del peso corporal total.

2.1.1. Funciones de los huesos

En general las funciones del hueso son:

- *de soporte de los tejidos blandos* del cuerpo, a fin de mantener la forma y postura.
- *de protección de las estructuras delicadas* como el cerebro, la médula espinal, los pulmones, el corazón y los grandes vasos de la cavidad torácica.
- *de punto de apoyo*, son las palancas en las cuales se insertan los músculos para permitir los movimientos.

- *de producción de células sanguíneas* (hematopoyesis), que tiene lugar en la médula ósea roja.

2.1.2. Tipos de huesos

Tres son los tipos de huesos que podemos encontrar en el esqueleto humano.

- *Huesos planos*. En los que predominan la longitud y la anchura sobre el espesor.

Suelen proteger órganos delicados, de esta manera, los huesos del cráneo resguardan el cerebro, las costillas y esternón forman el tórax cubriendo el corazón y los pulmones, y la pelvis ósea contiene los órganos de la cavidad abdominal.

- *Huesos largos*. En los que predomina la longitud sobre anchura y espesor. Estos actúan como palancas y constan de una parte central llamada *diáfisis* y dos extremidades articulares que se denominan *epífisis*.

- *Huesos cortos*. En éstos, las tres dimensiones se ven igualadas. Son por tanto, muy resistentes y nos proporcionan fortaleza, tal es el caso del calcáneo, hueso sobre el que descansa todo el peso del cuerpo en bipedestación, las vértebras y los huesos del tarso y del carpo.

Hueso largo

Fémur

Hueso plano

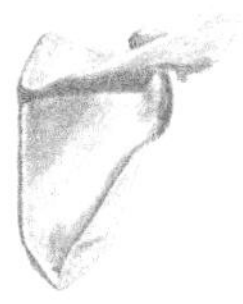

Escápula

Hueso corto

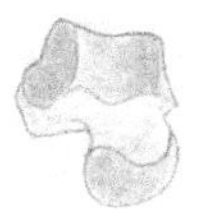

Astrágalo y calcáneo

2.1.3. Las articulaciones

Son la unión de dos o más huesos entre sí, en ellas podemos encontrar los siguientes elementos:

a) Superficies articulares. Son los extremos óseos que se articulan unos con otros y pueden tener varias formas: de esfera, ovoidea, cilíndrica o plana.

b) Cartílago articular. Se trata de cartílago hialino, lo que le proporciona una superficie lisa para disminuir la fricción entre las superficies articulares de los extremos óseos.

c) Rodete fibrocartilaginoso. Es un anillo, a veces un disco, que tiene por misión el relleno de la incongruencia de los huesos, a fin de que los dos extremos óseos se ajusten en el movimiento.

Ej.: meniscos y discos intervertebrales.

A veces surge el rodete glenoideo, cuya misión es aumentar el tamaño de la articulación.

d) Membrana sinovial. Es una membrana doble que recubre todo lo anterior, la capa interna segrega el *líquido sinovial*, que es un líquido lubricante para la articulación. La membrana exterior es más resistente y cierra herméticamente la articulación. Suele nacer al borde del cartílago hialino.

e) Ligamentos. Son los que establecen una resistente unión entre las superficies articulares, pueden ser intracapsulares, como los cruzados de la rodilla, o extracapsulares.

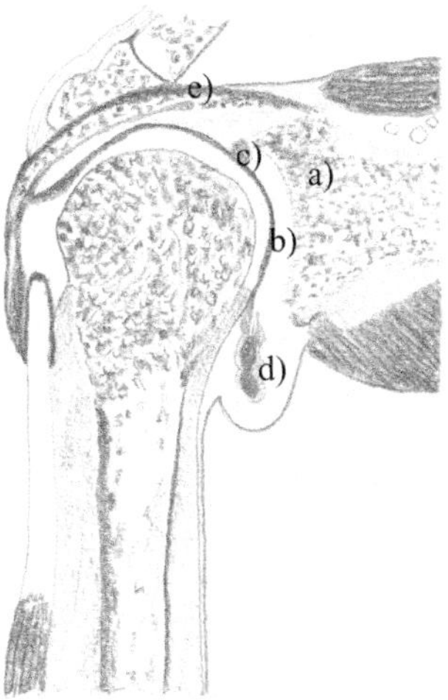

2.1.4. Tipos de articulaciones

A) DIARTROSIS.- Bajo este concepto se entiende la unión de dos huesos con la máxima movilidad posible.

1. ENARTROSIS. Es poliaxial, tiene total movilidad en cualquier eje o plano. Consta de un extremo en forma de esfera, también denominada esferoidea.

Ej.: hombro y cadera.

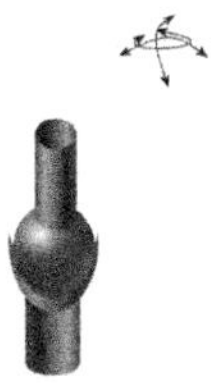

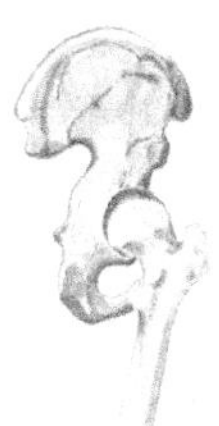

2. CÓNDILO ARTROSIS. Es de forma ovoidea y tiene dos grados de movimiento, la flexoextensión y la abducción-aducción.

Ej.: articulación radiocarpiana, articulación temporo-maxilar...

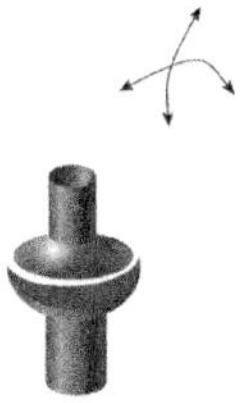

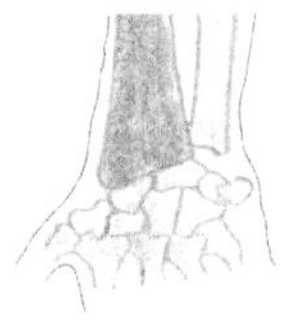

3. TROCLEA. (CHARNELA O BISAGRA). En la que un cuerpo es convexo y el otro cóncavo, y sólo se permite movimiento en un eje.

Ej.: la articulación húmero cubital. Se dan movimientos de flexo-extensión.

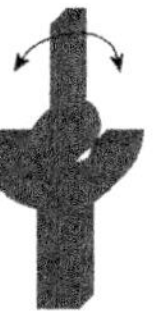

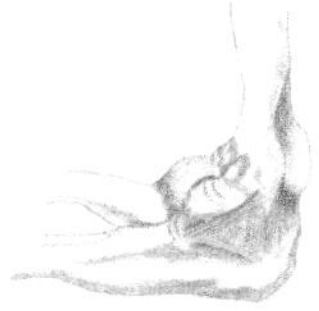

4. TROCOIDE. En ésta sólo se permite el giro, por lo que también se le conoce con el nombre de *pivote*. Está formada por un anillo y dentro un cilindro que sólo puede girar.

Ej.: Articulación radio cubital y articulación entre atlas y axis.

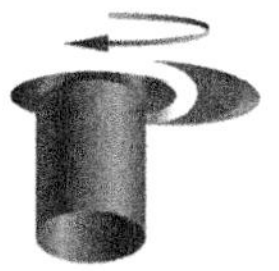

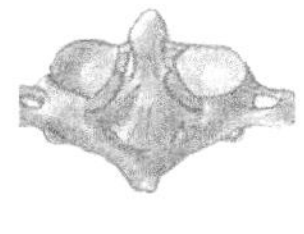

5. ENCAJE RECÍPROCO. También llamada en silla de montar por tener esta forma. En ella se dan movimientos en dos ejes.

Es el caso de la articulación carpo-metacarpiana del pulgar.

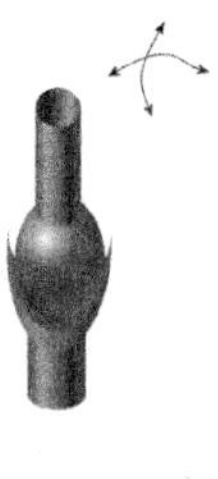

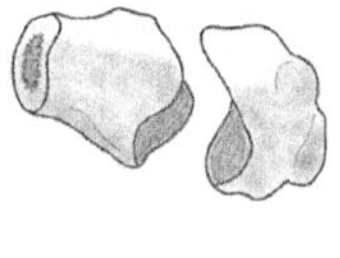

B) ANFIARTROSIS. Éstas tienen menor grado de movimiento.

1. ANFIARTROSIS VERDADERA. Consta de un tejido fibrocartilaginoso, que permite cierta movilidad. Ej.: disco intervertebral.

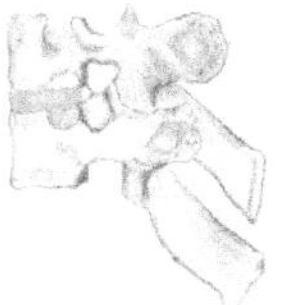

2. DIARTROANFIARTROSIS. En ella existe un pequeño hiato unido por fibrocartílago. Ej.: sínfisis del pubis.

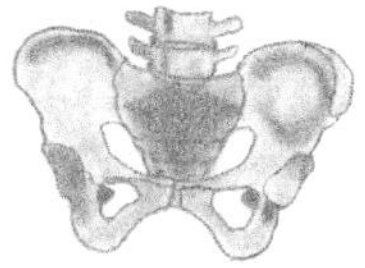

C) SINARTROSIS. Son articulaciones sin movilidad.

1. SINDESMOSIS. Están firmemente unidas por tendones. Es el caso de la articulación tibioperonéa proximal y distal, la coraco acromial y la que forma el sacro y los coxales.

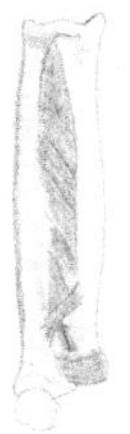

2. SINOSTOSIS. Es la unión hueso a hueso, como es el caso de las suturas del cráneo.

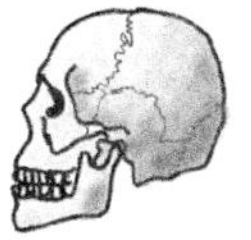

2.1.5. Mecanismos de limitación de la movilidad articular

Básicamente sabemos que la movilidad de la articulación puede verse disminuida por factores intrínsecos de los componentes articulares, elasticidad propia de los ligamentos y cartílagos, pero también por otros factores como la disposición de los ligamentos que unen la articulación, el choque entre los propios extremos óseos o el tipo de inserción y elasticidad muscular de los músculos que intervienen sobre tal articulación.

2.2. APARATO LOCOMOTOR ACTIVO

EL SISTEMA MUSCULAR.

La musculatura esquelética está formada aproximadamente por unos 400 músculos diferentes, Weinek (1995). Cifra que varía de unos autores a otros, dependiendo de que tomen como único o no, un músculo poliventral.

2.2.1. Estudio microscópico

El músculo esquelético es el encargado de realizar el movimiento humano, al conseguir, mediante su contracción, desplazar las palancas óseas.

Si damos un corte transversal al músculo vemos que está distribuido en paquetes cada vez más pequeños de *fibras musculares.*

Cada nivel muscular está rodeado de una vaina o cubierta fibrosa de tejido conjuntivo que cumple dos funciones:

- Encauzar un paquete de fibras.
- Homogeneizar el acortamiento y alargamiento del músculo en función de la fuerza necesitada.

En muchos músculos, estas vainas fibrosas se prolongan en sus extremos dando lugar al *tendón.*

Encontramos por tanto que el músculo está formado por *células o fibras musculares*, como unidad estructural.

Cada fibra está rodeada por el ENDOMISIO. Las fibras se reúnen en paquetes de fibras denominados *haces o fascículos*, que están envueltos por el PERIMISIO y rodeando todo esto (es decir el músculo), se encuentra el EPIMISIO.

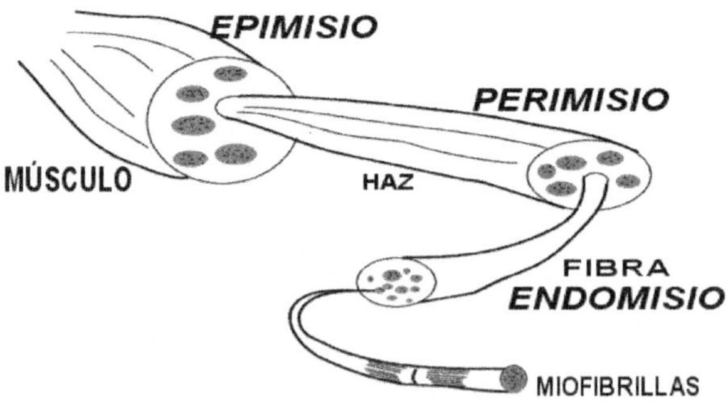

A todos estos componentes conjuntivos se les conoce como *elemento elástico del músculo.*

LA FIBRA MUSCULAR.

La fibra muscular es la unidad estructural del músculo, son células polinucleadas que tienen forma de huso.

En su interior contiene todos los elementos propios de las células, junto con el denominado *elemento contráctil*, el cual permite el acortamiento de la fibra y, por tanto, del músculo. Está formado por MIOFIBRILLAS que están constituidas por MIOFILAMENTOS de ACTINA y de MIOSINA.

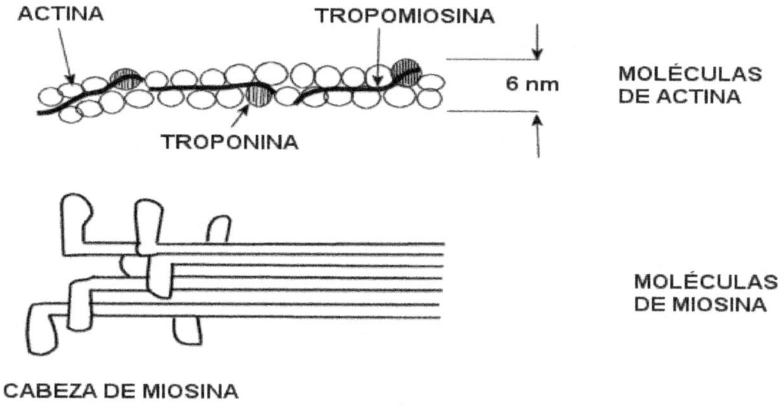

Estos miofilamentos se disponen entrecruzados, en forma de parrilla ordenada y repetitiva, que visto al microscopio electrónico presenta una alternancia de zonas claras y oscuras, por esta razón se le denomina músculo estriado.

Estas zonas claras y oscuras se llaman bandas, que reciben diferentes denominaciones.

Así tenemos:

BANDAS I. Son las bandas claras, ya que están compuestas por filamentos de actina solamente. En su parte central aparece una línea oscura que es la denominada LÍNEA Z.

BANDAS A. Son oscuras y en su centro aparece una zona más clara, es la ZONA H. En esta banda se entrecruzan los filamentos de actina con los de la miosina, lo cual le da su aspecto más denso y oscurecido.

Entre dos líneas Z se encuentra un espacio que se repite a lo largo de la miofibrilla, es el SARCÓMERO, que constituye la unidad estructural de contracción de la fibra muscular.

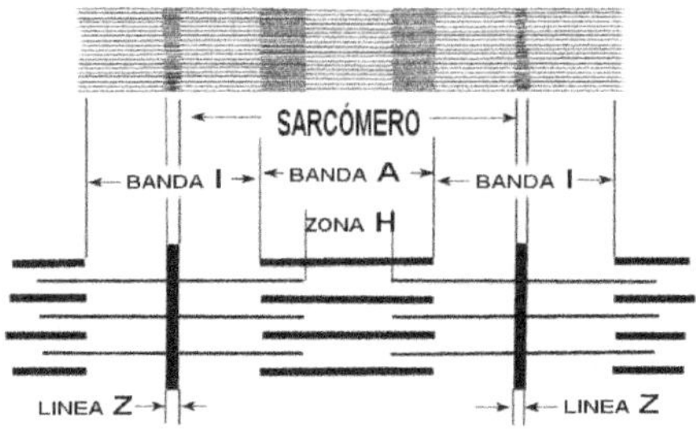

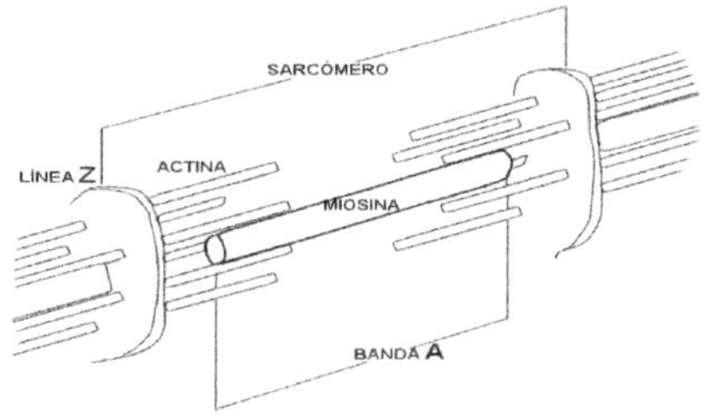

2.2.2. Estudio macroscópico

2.2.2.1. Tipos de músculos

a) Según la ordenación de las fibras musculares respecto al tendón existen:

MÚSCULOS FUSIFORMES.- Poseen unas fibras largas ordenadas paralelamente que se unen al tendón, están mejor dotados para movimientos veloces, y pueden acortarse hasta un cincuenta por ciento de su longitud, por esta razón se localizan en las zonas del cuerpo donde se necesitan movimientos rápidos y amplios.

MUSCULO PENNIFORME.- Tienen forma parecida a las plumas de los animales, pues poseen un tendón del cual salen oblicuamente las fibras musculares. De esta manera, el músculo está preparado para soportar grandes tensiones. Es más fuerte que el músculo fusiforme y se encuentra en zonas corporales donde se realizan movimientos cortos pero de gran fuerza.

MUSCULOS BIPENNIFORMES.- Son como en el caso anterior, pero la estructura se repite a ambos lados del tendón, lo cual mejora aún más la capacidad de soportar tensión.

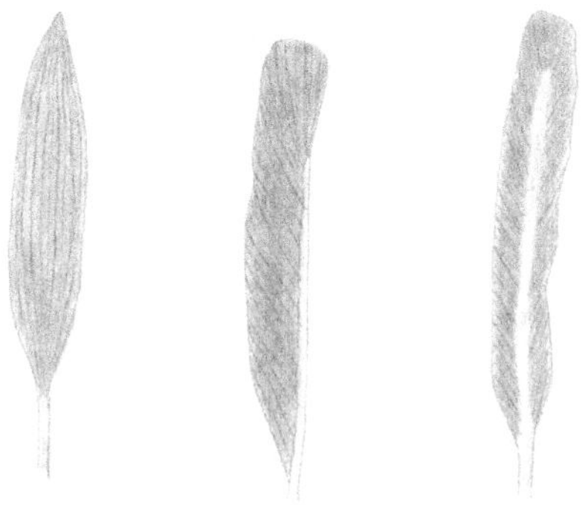

FUSIFORME PENNIFORME BIPENNIFORME

b) En función del número de orígenes que tenga cada músculo, se distinguen músculos con una, dos, tres o cuatro cabezas.

- 1 cabeza: músculo braquial
- 2 cabezas: dan lugar a músculos con dos vientres que se unen en un tendón común. Ej.: bíceps braquial.
- 3 cabezas: tríceps braquial.
- 4 cabezas: cuádriceps femoral.

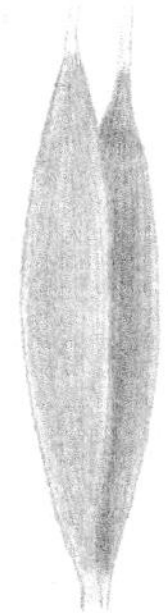

BIVENTRAL

c) En función de la relación que posea el músculo con el tendón.

- *Biventral y poliventral,* cuando un músculo de un solo vientre se ve interrumpido por una o varias intersecciones tendinosas.

- Músculo *plano*, surge a partir de un tendón plano o aponeurosis.

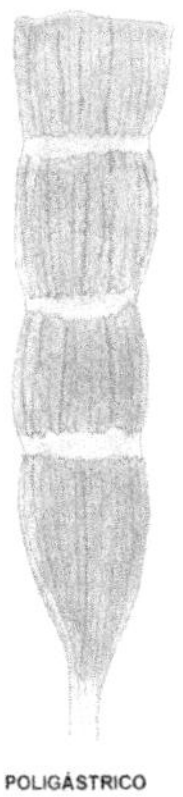

POLIGÁSTRICO

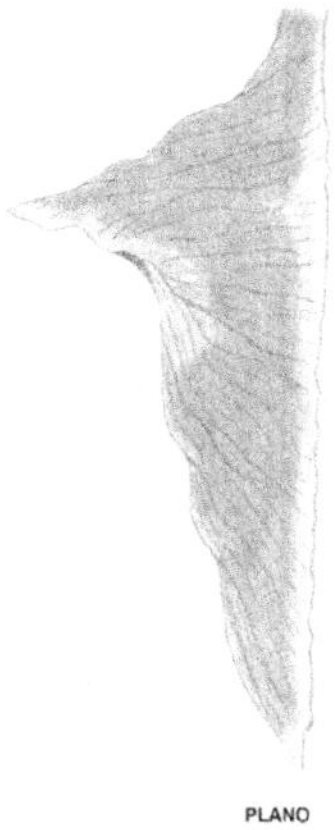

PLANO

d) En función del número de articulaciones que cruza un músculo.

- Uniarticulares: braquial anterior.
- Biarticulares: sartorio, cuádriceps, isquiotibiales.
- Poliarticulares, lo cual facilita algunos movimientos: flexores de los dedos.

e) En función de la forma de actuación.

Agonista. Son los principales responsables de un movimiento. En ellos la contracción del músculo coincide con la dirección del movimiento.

Antagonista. Son aquellos que trabajan en contra de la dirección del movimiento.

Estos se contraen o relajan en dirección contraria al movimiento de los agonistas amortiguando o regulando la acción del trabajo principal.

Sinergistas. Son los músculos que trabajan conjuntamente en la realización de un movimiento, suponen una ayuda al agonista principal. Ej.: en el pedaleo los aductores ayudan a la acción de cuádriceps e isquiotibiales.

Fijadores o estabilizadores. Afianzan una zona determinada del cuerpo para permitir que el movimiento se realice sobre un punto de apoyo firme. Ej.: en la abducción de hombro, el trapecio es fijador del deltoides.

2.2.2.2. Puntos de fijación del músculo

En los músculos esqueléticos se distingue un origen y una inserción. Se considera que el *origen* es siempre proximal, entendiendo por tal el que está más cercano a la línea media o al corazón. Al contrario, la *inserción* es siempre distal, es decir, el punto de fijación más lejano de la línea media del cuerpo o del corazón.

2.2.2.3. Órganos auxiliares a la función de los músculos

a) LOS TENDONES

Dependiendo de la función que realizan, los tendones tienen formas diferentes:

- *Largos*, cuando en el segmento existe poco espacio para ellos. (Flexores dedos)
- *Cortos*.
- *Planos*, en forma de cinta.
- *Anchos* que son las denominadas aponeurosis.

b) PROTUBERANCIAS OSEAS

Según la tracción muscular a la que se ve sometido el hueso, se forman unas protuberancias, que constituyen una zona idónea de anclaje muy calcificada y rica en tejido cartilaginoso.

Suelen tener diferentes nombres como: rugosidades o tuberosidades, tubérculos, espinas, apófisis, trocánteres, surcos y crestas.

c) HUESOS SESAMOIDEOS. Son huesos que firmemente unidos a un tendón lo fortalecen ante el alto grado de tensión que se puede dar en una determinada zona, como es el caso de la rótula.

d) BOLSAS SINOVIALES. Son bolsas llenas de líquido sinovial, que protegen al tendón del roce con los diferentes salientes óseos.

e) VAINAS TENDINOSAS. Son unas fundas de tejido fibroso muy resistentes que sirven para proteger y facilitar el deslizamiento de los tendones por aquellos puntos donde el roce con otros tendones o huesos es evidente.

Poseen dos capas, una interna o visceral y otra externa o parietal, entre las cuales hay líquido sinovial, que contribuye a minimizar la fricción y el calentamiento del tendón por el roce. A veces estas vainas son múltiples para varios tendones, como en el caso de la muñeca.

f) LAS FASCIAS.

Son envolturas de tejido conjuntivo que revisten músculos aislados o grupos de músculos, facilitando el deslizamiento independiente y contiguo de los distintos músculos.

Tienen función de *tubo de dirección* cuidando que el músculo esté en su lugar dispuesto a ser utilizado. Disminuyen la fricción y por tanto el calentamiento del músculo.

3 EL TRONCO

3.1. APARATO LOCOMOTOR PASIVO DEL TRONCO

3.1.1. La columna vertebral

La columna vertebral es un pilar cónico (más ancho en su base) sobre el que recae el peso de tres elementos, el tronco propiamente dicho, las extremidades superiores y la cabeza.

Además también tiene otras funciones como:

- Suministrar inserciones a grupos musculares.
- Absorber las cargas que recaen sobre dicho pilar, gracias a la acción de los discos intervertebrales.
- Permitir los movimientos en todos los planos espaciales gracias a las articulaciones de las vértebras. La movilidad de cada una de las articulaciones vertebrales es muy pequeña, pero la suma de todas ellas dan como resultado una movilidad muy considerable.

La columna vertebral está formada por:

7 vértebras cervicales
12 vértebras dorsales
5 vértebras lumbares
5 vértebras sacras
4-5 vértebras coccígeas.

Lo cual suma un número de 33-34 vértebras.

Las vértebras sacras sinostosan en el hueso *sacro* y las coccígeas en el *cóccix.*

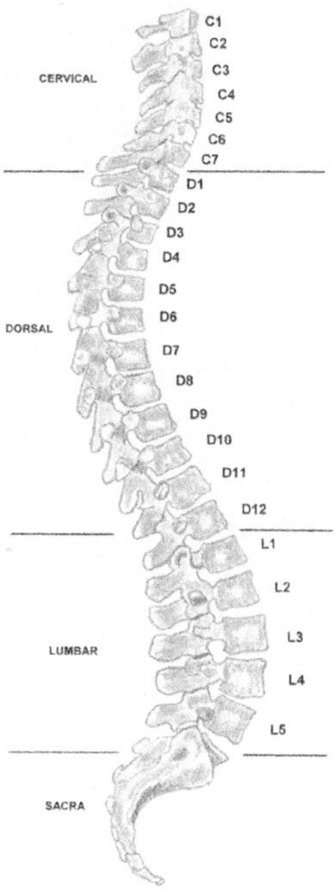

En la visión lateral de la columna, podemos observar una serie de curvaturas gracias a las cuales, este pilar puede absorber mayores cargas, estas son naturales pero muy diversas causas pueden acentuarlas y provocar alteraciones patológicas.

Tales curvaturas reciben el nombre de *lordosis* en la zona cervical y lumbar, pues en esa zona existe una concavidad hacia atrás, mientras que en la zona dorsal tenemos una convexidad hacia atrás, a la que se le denomina *cifosis,* algunos autores hablan también de la cifosis sacra.

En una visión postero-anterior, podemos observar cómo la columna discurre en un solo eje, pero en algunas ocasiones puede aparecer la *escoliosis*, una patología que consiste en la desviación lateral de su eje longitudinal.

Estas patologías tienen diversas etiologías en las que no vamos a entrar en este contexto. No obstante en nuestra labor como técnico en actividad física debemos tenerlas muy en cuenta a la hora de aplicar cargas sobre la columna vertebral.

Casi todas las vértebras siguen un esquema uniforme, pues en todas distinguimos:

- un cuerpo vertebral
- el arco vertebral y
- las apófisis:
  - espinosas
  - transversas.

Solamente las dos primeras vértebras cervicales (atlas y axis) no siguen este esquema general.

a) EL CUERPO VERTEBRAL. (1)

Es el elemento sustentador, aquél sobre el que recae el peso y dirige las cargas hacia la cadera, que las reparte al suelo a través de las piernas.

El cuerpo vertebral presenta en el área cervical una forma rectangular, en la dorsal es triangular y en la lumbar tiene una superficie en forma de haba o riñón.

Entre cada uno de los cuerpos vertebrales encontramos el *disco intervertebral*.

Está formado por un anillo fibroso gracias al cual se unen fuertemente los cuerpos vertebrales. En su interior se encuentra el *núcleo pulposo*, se trata de un núcleo gelatinoso, con una función de almohadilla, que reparte la presión ejercida sobre el disco.

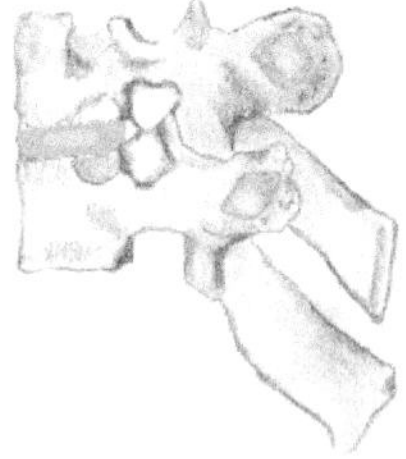

ARCO VERTEBRAL Y APÓFISIS.-

Conforma, a lo largo de toda la columna, el *conducto vertebral o raquídeo (5)*, en el que se encuentra alojada la médula espinal.

Este arco presenta varios salientes o apófisis:

b) APÓFISIS TRANSVERSAS.- *(2)* Estas surgen a cada lado del arco vertebral y son los puntos de contacto donde se apoyan las costillas en la región dorsal, mientras que en la región cervical forman los orificios transversos -un canal por el que transcurren diversos vasos sanguíneos-, en la región lumbar suponen zonas de apoyo e inserción muscular.

c) APÓFISIS ARTICULARES SUPERIOR E INFERIOR.- *(3)* Estas apófisis presentan una carilla articular recubierta de cartílago hialino, desempeñando así, tanto una función de direccionalidad, como una función de punto de apoyo y amortiguación de las fuerzas que influyen sobre la columna vertebral. Podemos comprender que la columna, debido a su forma en *S* y al movimiento a que se ve sometida, no siempre recibe las cargas en sentido longitudinal sobre los cuerpos, sino que también se ve sometida a empujes ventrales o de cizallamiento

d) APÓFISIS ESPINOSA.- *(4)* La apófisis espinosa, sale en la zona dorsal del arco vertebral hacia atrás y abajo, y sobre ella se insertan los ligamentos y músculos autóctonos de la columna vertebral.

Hacemos notar que la parte anterior de la columna vertebral (cuerpo vertebral) actúa como *pilar*, la parte media (conducto vertebral) como carcasa de *protección* de la médula espinal, y la parte posterior, con los distintos apéndices, como instrumento de *palanca* para conseguir la movilidad de la columna vertebral.

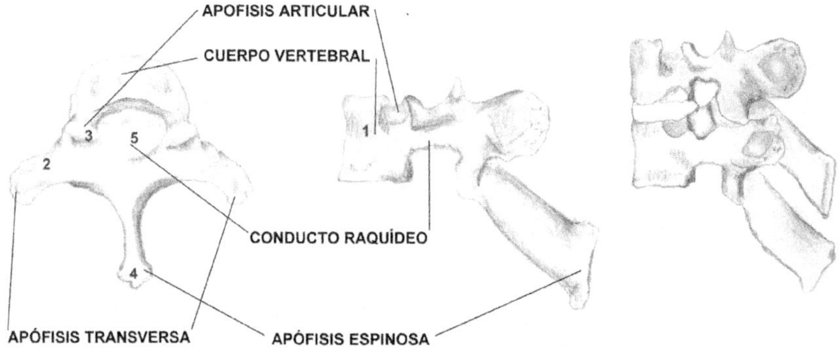

3.1.2. Movimientos de la columna vertebral

La movilidad de la columna vertebral es la resultante de la suma de los pequeños movimientos que puede una articulación vertebral.

No obstante, debido a la diferente disposición espacial de las carillas articulares, la movilidad de la columna varía según la zona en la que nos encontremos, así:

En la *zona cervical* son posibles los movimientos de rotación, flexo-extensión y flexiones laterales sin gran dificultad, favorecidos además por la escasa inclinación de las apófisis transversas. Es una zona de gran movilidad.

En la *zona dorsal*, son posibles los movimientos de flexión lateral y flexión adelante, sin embargo, la extensión se ve dificultada debido a que las superficies articulares se encuentran más inclinadas y una carilla reposa sobre la otra, también se ven entorpecidos los movimientos de rotación debido a la unión de las apófisis transversas con las costillas.

En la *zona lumbar* las apófisis articulares están más verticalizadas, lo cual limita los movimientos de rotación, esto proporciona una mayor estabilidad para conseguir una buena postura sobre la cadera. No obstante los movimientos de extensión son amplios gracias a la situación casi horizontal de las apófisis espinosas.

Observemos cómo la movilidad de la columna vertebral decrece desde arriba hacia abajo en función de las propias necesidades de la bipedestación.

3.1.3. Ligamentos de la columna vertebral

No queremos extendernos mucho en este apartado, sólo decir que la columna está reforzada por una serie de ligamentos que la recorren longitudinalmente adheridos unas veces a los cuerpos vertebrales y otras a las apófisis transversas o espinosas. Se denominan así:

- ligamento vertebral común anterior,
- ligamento vertebral común posterior,
- ligamento intertransverso,
- ligamento interlaminar,
- ligamento interespinoso,
- ligamento supraespionso.

3.1.4. Unión articular de la columna vertebral y cráneo

El cráneo se articula con la columna gracias al ATLAS (6) que es la primera vértebra, y al AXIS (7) que es la segunda vértebra. El atlas tiene forma de anillo por el cual entra hacia el *orificio occipital* el *diente del axis* (8) y además dispone de dos carillas articulares sobre las que descansa el occipital.

A parte de los movimientos cervicales podemos distinguir dos articulaciones que tienen influencia sobre los movimientos de la cabeza, la articulación OCCIPITO-ATLANTOIDEA, en la que los cóndilos del occipital descansan sobre las *superficies articulares del atlas (9)*. Y la articulación

ATLANTO-AXOIDEA, es decir entre 1ª y 2ª vértebras cervicales, en la que el atlas en forma de anillo puede girar sobre el diente del axis que no es más que una protuberancia de su cuerpo vertebral, el cual se adhiere con fuertes ligamentos al orificio occipital.

AXIS (7) ATLAS (6)

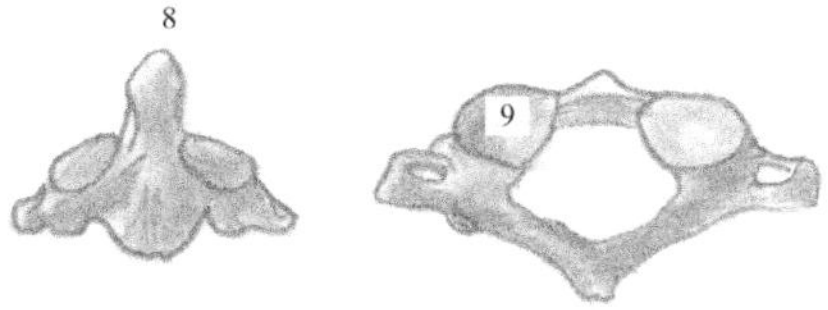

3.1.5. Cintura pelviana

La cintura pelviana es una arcada, formada por los dos huesos coxales, unidos por el sacro. De manera que el peso de la columna vertebral recae sobre el sacro y este lo reparte hacia las dos piernas a través de cada uno de los coxales. En cada coxal se distinguen el hueso *iliaco (10), pubis (11) y el isquion (12)*, pues al nacer y durante el desarrollo, son tres huesos diferentes, pero finalizado el desarrollo se fusionan en el denominado coxal. Tanto ilion, isquion y pubis sinostosan en la *fosa acetabular* (13)

Las mujeres presentan una pelvis más ancha con un diámetro mayor en el espacio interior debido a las necesidades del parto.

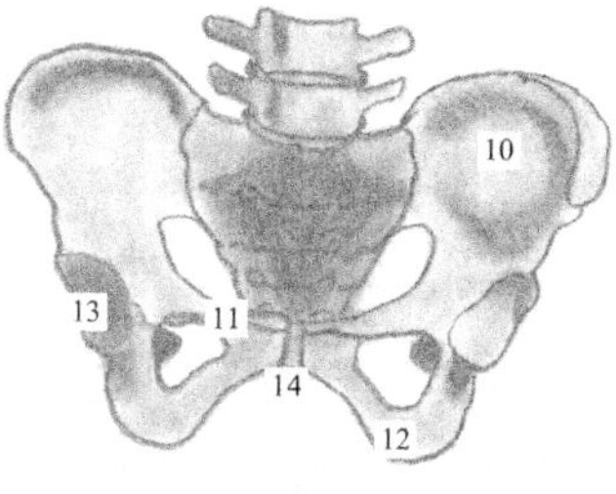

La unión entre el sacro y los coxales se realiza mediante las *articulaciones sacroilíacas* y entre sí mismos mediante la *sínfisis del pubis* (14).

Los ligamentos que las unen presentan sus estructuras fibrosas ordenadas en la misma dirección que las líneas de carga dominantes.

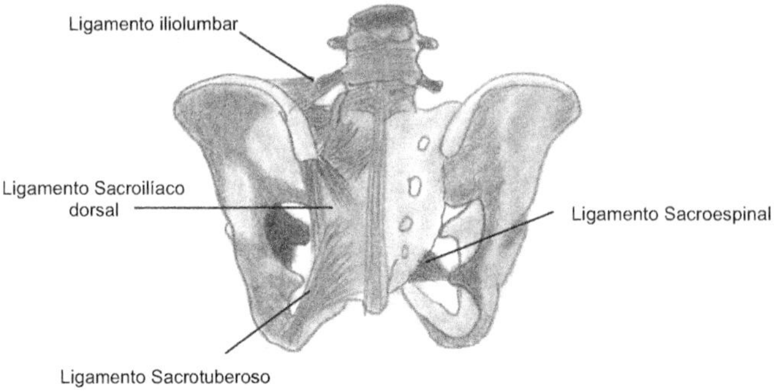

3.1.6. El tórax

El tórax se compone de 12 vértebras dorsales, 12 pares de costillas y el esternón. Siete pares son costillas *verdaderas*, ya que se unen directamente al esternón.

Cinco pares se consideran costillas *falsas*, tres pares de éstas se sujetan indirectamente al esternón y los otros dos pares son costillas *flotantes* porque sus extremos son libres.

El esternón conforma el cierre anterior de la caja torácica, el cual está formado por el *manubrio* (15), el *cuerpo* del esternón (16) y la *apófisis xifoides* (17). Todas las costillas se unen a la columna vertebral ayudadas por la *carilla costovertebral* de las apófisis transversas.

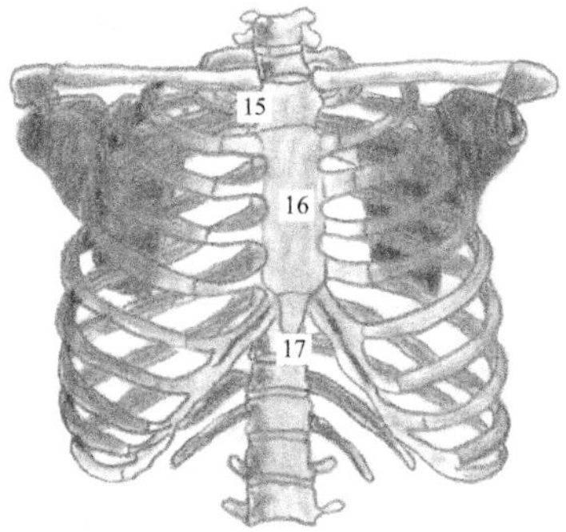

3.2. APARATO LOCOMOTOR ACTIVO DEL TRONCO

3.2.1. Músculos del cuello

Desde el punto de vista de la actividad física estos músculos tienen especial trascendencia en el la orientación espacial, pero también se utilizan en la realización de gestos técnicos, como en el caso de los cabeceos en fútbol.

Existe también un sistema de pares de músculos que realizan las funciones de extensión y rotación de la cabeza. Por sus líneas de acción podemos deducir la función que realizan, sólo debemos tener en cuenta que si actúan bilateralmente, producen la extensión y si lo hacen unilateralmente, influyen en la rotación de la cabeza. Estos son:

- Recto mayor posterior de la cabeza. (18)
- Recto menor posterior de la cabeza. (19)
- Oblicuo superior de la cabeza. (20)
- Oblicuo inferior de la cabeza. (21)

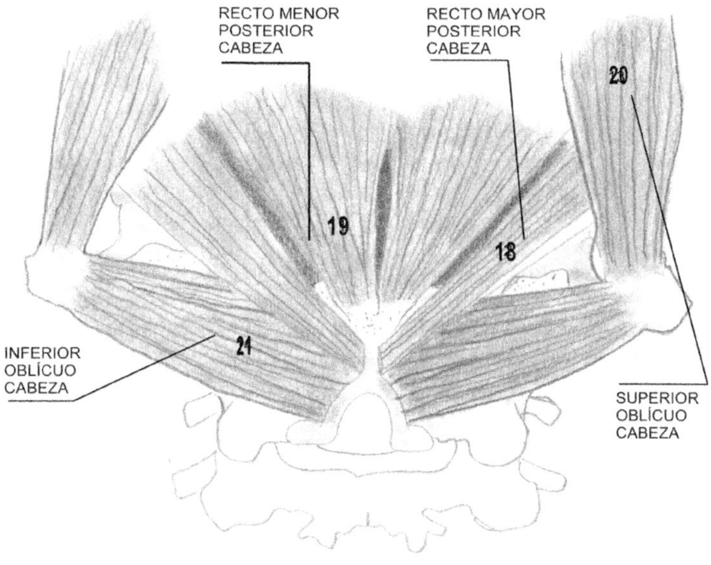

MUSCULO ESTERNOCLEIDOMASTOIDEO (22)

O: Un vientre al esternón y otro vientre a la clavícula. (23)

I: Apófisis mastoidea. (24)

F: En contracción bilateral, realiza una flexión cervical y una extensión craneal, mientras que en contracción unilateral, rota la cabeza hacia el lado contrario del músculo que la produce y flexiona hacia el mismo lado. Puede ayudar a la inspiración si mantenemos la cabeza firme.

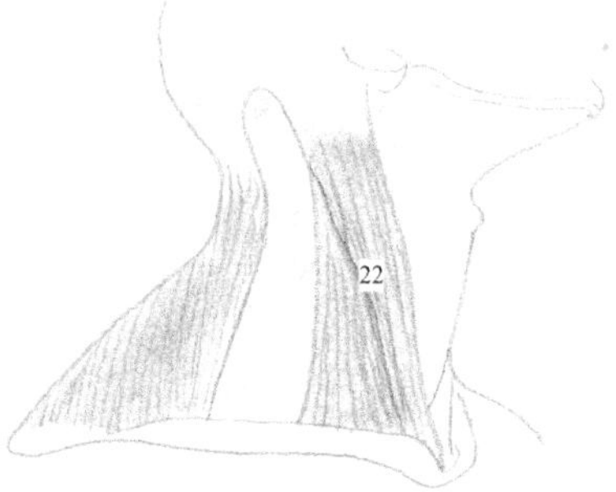

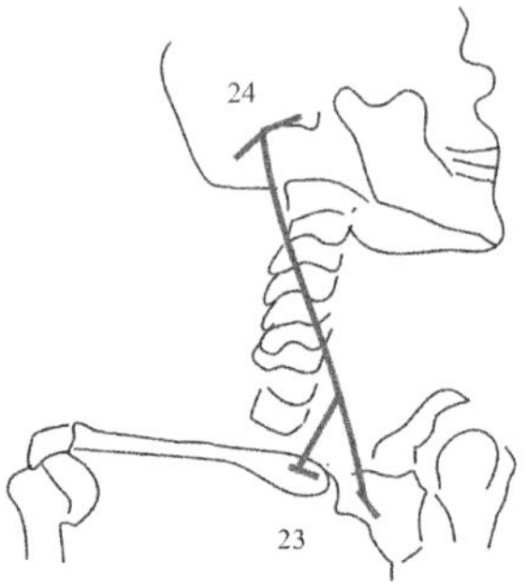

Los **MÚSCULOS ESCALENOS (25)** que son sostenedores de las costillas actúan también sobre la postura de la cabeza, ya que se *originan* en las apófisis transversales de las vértebras cervicales y se *insertan* en las dos primeras costillas.

Se distingue entre músculos *escalenos anterior, medio y posterior*.

En cuanto a su *función,* si la inervación es *unilateral* flexionan la columna cervical lateralmente, y si es *bilateral*, tiene un efecto elevador del tórax ayudando a la inspiración.

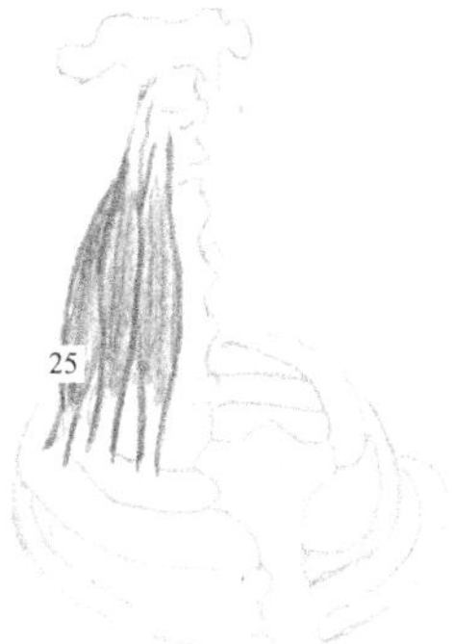

3.2.2. Musculatura torácica

A fin de conseguir la movilidad necesaria para producir la respiración, encontramos un grupo de músculos entre los que destacamos:

MÚSCULOS INTERCOSTALES EXTERNOS (26)

Unen todas las costillas por su parte exterior, y sus fibras discurren desde la zona anterosuperior a la anteroinferior de la siguiente costilla. Esta dirección proporciona un movimiento de elevación de las costillas y, por tanto, de inspiración.

MÚSCULOS INTERCOSTALES INTERNOS (27)

En este caso es al contrario, unen las costillas por la parte interna, y sus fibras discurren desde la parte posterosuperior a la parte posteroinferior de la siguiente costilla.

Va a propiciar el descenso de las costillas y, por tanto, se trata de una musculatura espiradora.

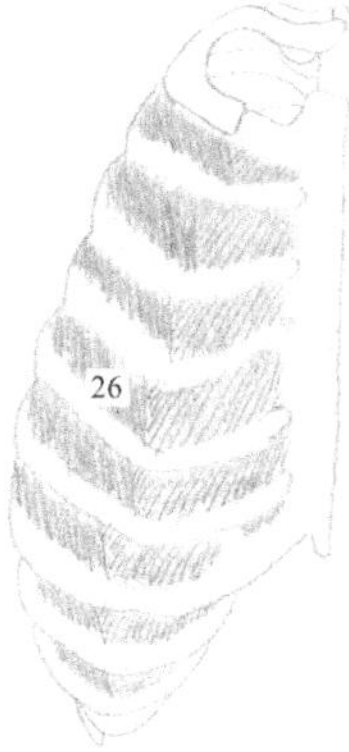

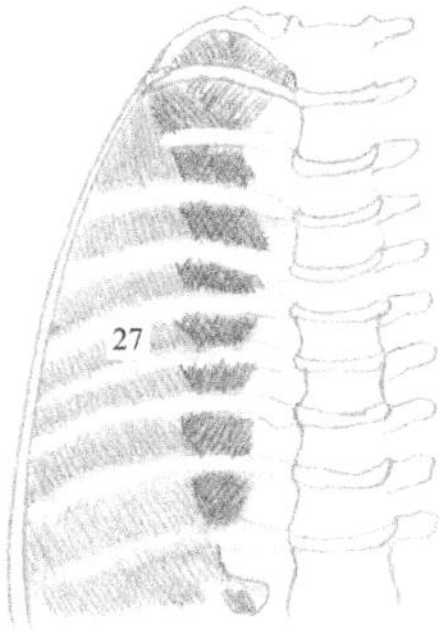

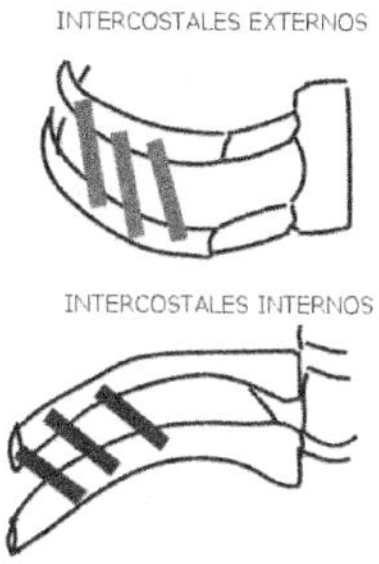

Las articulaciones *costovertebrales* permiten un movimiento de vaivén el cual da lugar al ensanchamiento o reducción del tórax. De este movimiento son responsables principalmente los músculos *intercostales*. Y gracias a ellos es posible la respiración, pues al ensancharse abren también los pulmones, permitiendo la entrada de aire, y al reducirse presionan los pulmones para que se produzca la espiración.

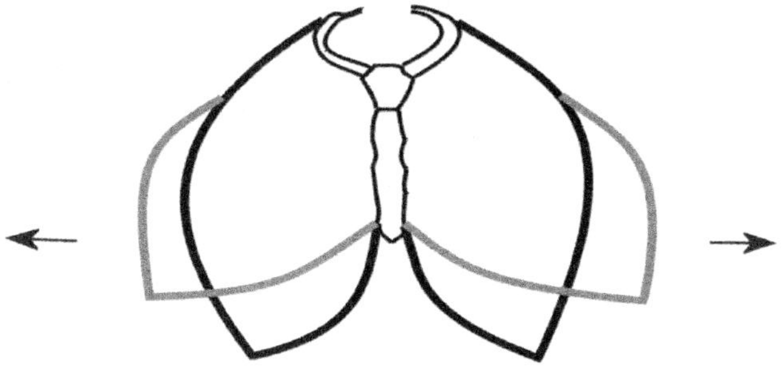

EL DIAFRAGMA

Es un músculo plano que separa las vísceras abdominales del tórax pero que tiene una función principalmente respiratoria. Esta es conocida como respiración abdominal, pues el movimiento es visible en dicha zona.

Se origina en una placa tendinosa central y superior denominada centro frénico, desde aquí se inserta en la cara interna del esternón, cara interna de las seis costillas inferiores, así como en las apófisis transversas de la primera vértebra lumbar. Tiene forma de bóveda y su contracción hace que esta bóveda se aplane y aumente su diámetro, con lo cual expandirá la cavidad torácica, esto hará que el aire entre en los pulmones, por lo tanto es un músculo inspirador. Cuando este se relaja el diámetro disminuye y vuelve a situarse en forma de bóveda pronunciada, esto hace que se reduzca el diámetro torácico y se espire.

Es un músculo antagonista de los músculos abdominales, pues éstos al contraerse impiden que el diafragma se contraiga en toda su extensión.

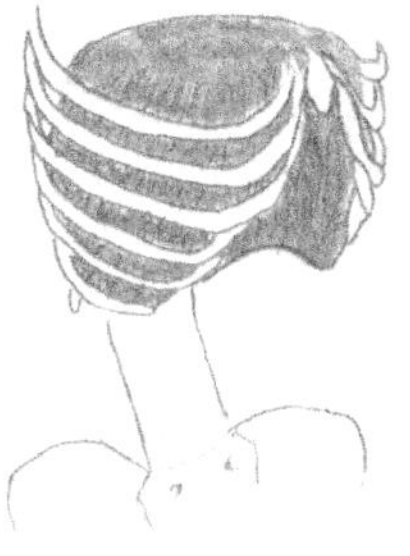

3.2.3. Músculos de la columna vertebral

Encontramos en esta zona unos pequeños músculos que se encargan de realizar movimientos de un cuerpo vertebral con otro y otros más largos y voluminosos que recorren la espalda desde abajo hasta arriba.

MUSCULO ERECTOR DE LA COLUMNA (SACROESPINAL)

Este músculo incluye el iliocostal, el dorsal largo, el semiespinoso y las divisiones de estos músculos en las secciones lumbar, torácica y cervical de la columna vertebral.

Origen

ILIOCOSTAL: (28) aponeurosis torácico-lumbar del sacro, zona posterior de las costillas. (31)

DORSAL LARGO: (29) aponeurosis toracolumbar del sacro, apófisis transversas de las regiones torácica y lumbar. (32)

SEMIESPINOSO: (30) Ligamento cervical, apófisis espinosas de las regiones cervical y torácica. (33)

Inserción

ILIOCOSTAL: Zona posterior de las costillas, apófisis transversas de la región cervical. (34)

DORSAL LARGO: Apófisis transversas de las regiones cervical y torácica, apófisis mastoides. (36)

SEMIESPINOSO: Apófisis espinosas de las regiones cervical y torácica, hueso occipital. (37)

Función

Extensión y flexión lateral de la columna vertebral.

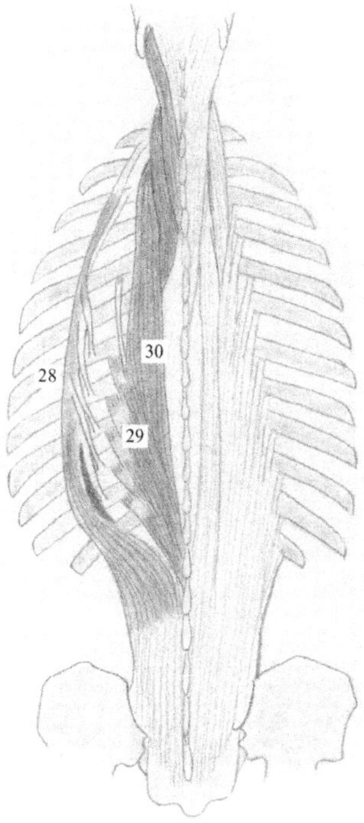

Existe, por otro lado, un gran número de pequeños músculos (paravertebrales) a lo largo de toda la columna vertebral. La mayoría tienen su origen en una vértebra y la inserción en la siguiente, son importantes en el funcionamiento de la columna, suelen tener funciones de extensión en su actuación bilateral y de rotación o flexión lateral de columna en el caso de que actúen unilateralmente.

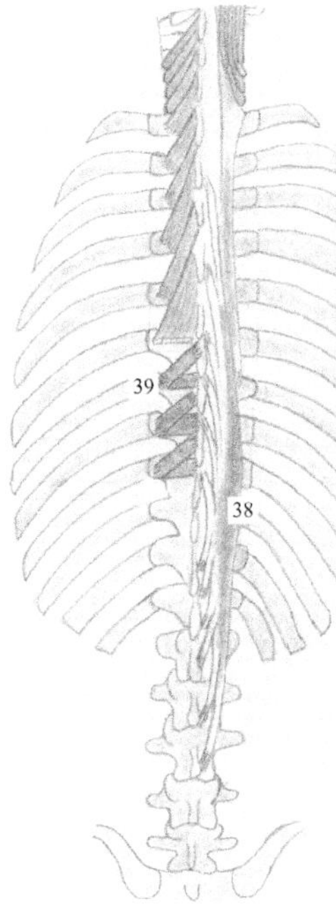

Espinoso 38.- Une las apófisis espinosas dorsales y cervicales.

Rotadores 39.- Unen las apófisis transversas con las apófisis espinosas ascendentes contiguas.

MUSCULATURA PARAVERTEBRAL	
ACTIVACIÓN Y FORTALECIMIENTO	FLEXIBILIZACIÓN
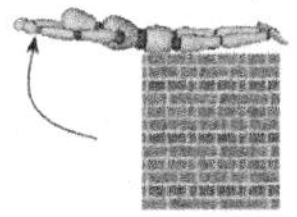 Elevación progresiva del raquis hasta la horizontal	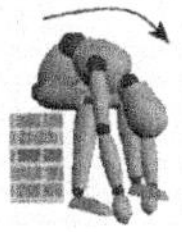

MÚSCULO CUADRADO LUMBAR (40)

O. Cresta ilíaca. (41)

I. 12ª costilla, apófisis transversas de las vértebras lumbares, 1ª a 4ª.(42)

F. En acción bilateral extiende el tronco ayudando a los erectores de la columna.

En acción unilateral flexiona el tronco hacia el lado contraído.

Un fortalecimiento excesivo puede aumentar la lordosis lumbar algo negativo para personas con una hiperlordosis lumbar.

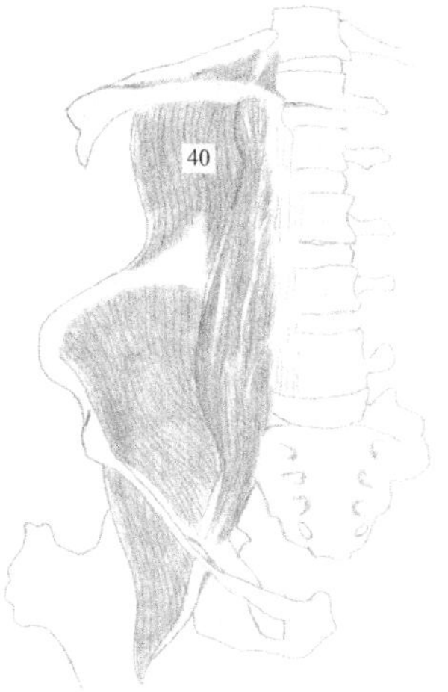

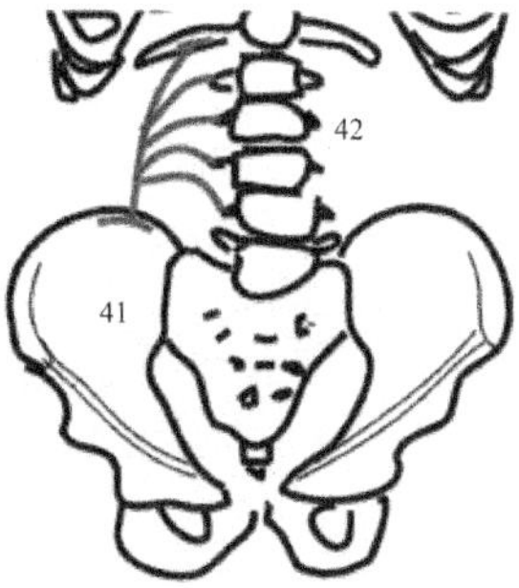

3.2.4. Musculatura anterior del tronco

MUSCULATURA ABDOMINAL

El cinturón abdominal esta formado en su parte lateral por tres músculos enlazados al recto anterior del abdomen por medio de una aponeurosis que los recubre entrecruzándose en su línea media, denominada *línea arcuata o alba*. En la parte posterior la musculatura lateral se insertan en la fascia toracolumbar.

MÚSCULO RECTO ANTERIOR DEL ABDOMEN (43)

O. Cartílagos costales de la 5ª a 7ª costilla y apófisis xifoides. (44)

I. Cresta púbica. (45)

F. La función general es flexor de tronco, pero según el segmento corporal que esté fijado podemos distinguir las siguientes acciones:

. Si se fija la cadera actúa acercando el tórax. Por ejemplo el típico ejercicio de abdominales tumbado en el suelo.

. Si se fija el tronco acerca la cadera. Por ejemplo en la aproximación de caderas colgado de una espaldera o en la realización de una voltereta atrás en suelo.

En el caso de que se produzca una contracción unilateral, inclina el tronco hacia el lado del músculo contraído.

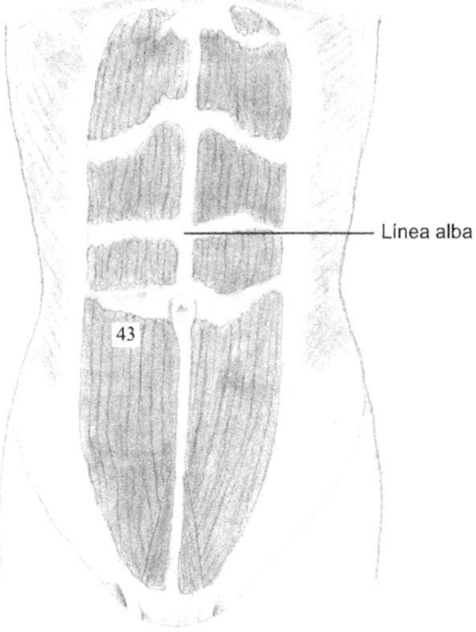

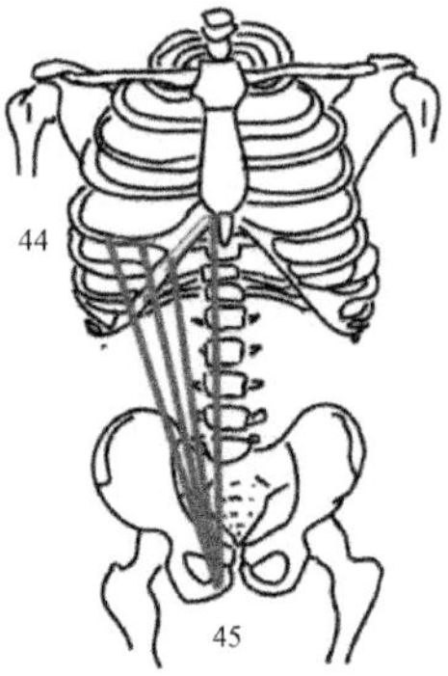

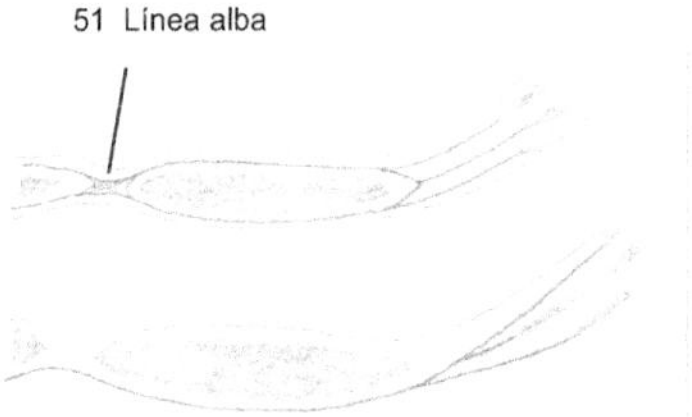

En general, es fundamental para situar correctamente la pelvis, que es la base de la columna vertebral. Influyendo, por tanto, en que no se acentúe la lordosis lumbar, de ahí la importancia de que este músculo esté suficientemente fortalecido. Pues de esta manera, conseguimos una base bien equilibrada para la quinta vértebra lumbar y las restantes que descansan sobre ella.

Finalmente, comprime el abdomen, ayuda a evacuar contenidos abdominales y contribuye a la espiración.

Participa muy activamente en lanzamientos de atletismo, en el salto con pértiga y en algunos ejercicios de salto de trampolín.

<table>
<tr><th colspan="2">MUSCULATURA ABDOMINAL</th></tr>
<tr><th>ACTIVACIÓN Y FORTALECIMIENTO</th><th>FLEXIBILIZACIÓN</th></tr>
<tr><td>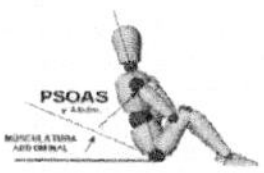

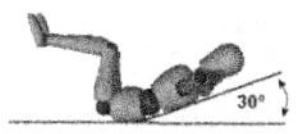

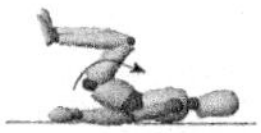

Entre los ejercicios que activan el recto anterior del abdomen, tenemos los siguientes.

Para activar esta musculatura basta con elevar del suelo sólo los omóplatos, o lo que es lo mismo subir el tronco entorno a unos treinta grados pues hacerlo en mayor medida activaría el psoas mayor como sinergista del recto del abdomen y por tanto no aislaríamos bien el trabajo sobre la musculatura abdominal.

En el tercer ejercicio, basta con despegar la pelvis del suelo para activar el recto anterior.</td><td>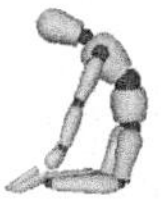
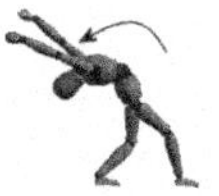

Como ejercicios de estiramiento están los siguientes si bien debemos indicar que se trata de ejercicios desaconsejados sobre todo en aquellas personas que padezcan una lordosis lumbar patológica.</td></tr>
</table>

MÚSCULO OBLICUO EXTERNO DEL ABDOMEN (46)

O. Cara externa de las 5ª a 12ª costillas. (47)

I. Cresta ilíaca, ligamento inguinal, espina púbica, línea alba. (48)

F. Cuando se contrae bilateralmente, es sinérgico con el recto anterior en la flexión del tronco.

Si se contrae unilateralmente, tiene dos funciones, la de flexión lateral hacia el lado del músculo actuante y de rotación hacia el lado contrario del músculo que rota (el agonista). Es decir, el oblicuo externo del lado derecho gira el tronco hacia la izquierda y viceversa. Por ejemplo en el ejercicio de abdominales con rotación a tocar con el codo la rodilla contraria.

Participa, en definitiva, en las acciones de rotación de tronco, en las que el esfuerzo se dirige desde el hombro derecho a la cadera izquierda, como en el caso de los golpeos, en golf, tenis, béisbol y los lanzamientos en atletismo.

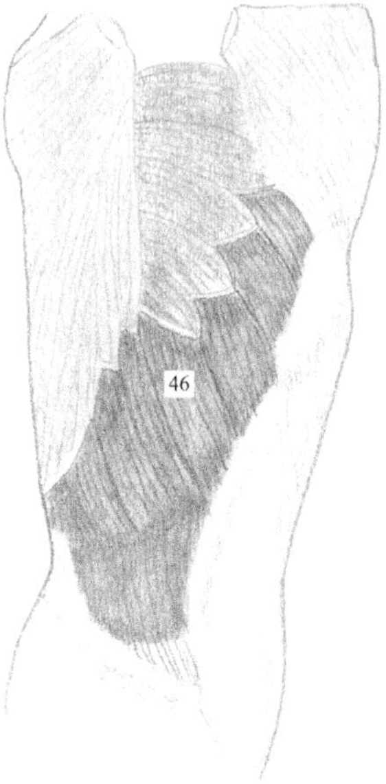

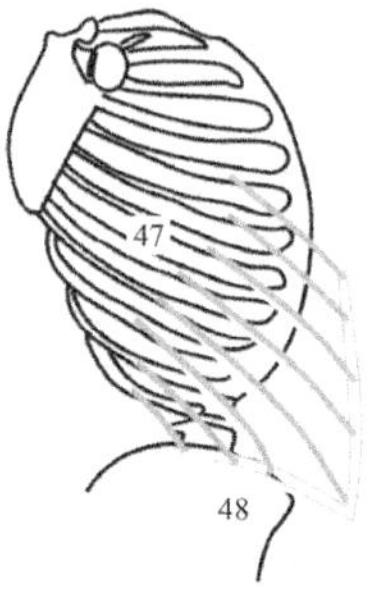

MÚSCULO OBLÍCUO INTERNO DEL ABDOMEN (49)

O. Cresta ilíaca, fascia toracolumbar, ligamento inguinal. (50)

I. De la 9ª a la 12ª costilla, línea arcuata. (51)

F. Si está contraído bilateralmente, es sinérgico en la flexión hacia adelante del tronco.

Si está contraído unilateralmente, realiza la flexión lateral del tronco hacia el mismo lado del músculo que actúa.

En los movimientos de rotación los oblicuos interno y externo de los lados contrarios siempre trabajan juntos.

También ayudan en la espiración y en la compresión del abdomen.

MÚSCULO TRANSVERSO ABDOMINAL (52)

Es el músculo más interno del grupo de los abdominales.

O. Cara interna de los cartílagos costales de las costillas 7ª a 12ª, fascia toracolumbar, cresta ilíaca. (53)

I. Línea alba. (54)

F. Tiene una función de sujeción las vísceras abdominales, comprimiéndolas y dando lugar a la figura en la zona abdominal. Ayuda en las espiraciones forzadas, en la tos, durante el parto, al vomitar o en acciones tan cotidianas como la micción y la defecación.

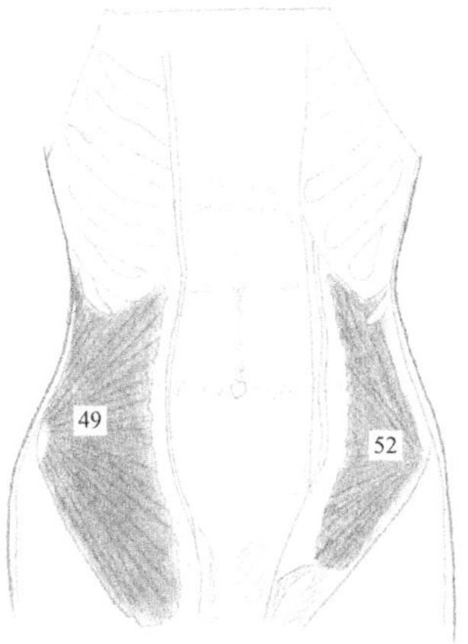

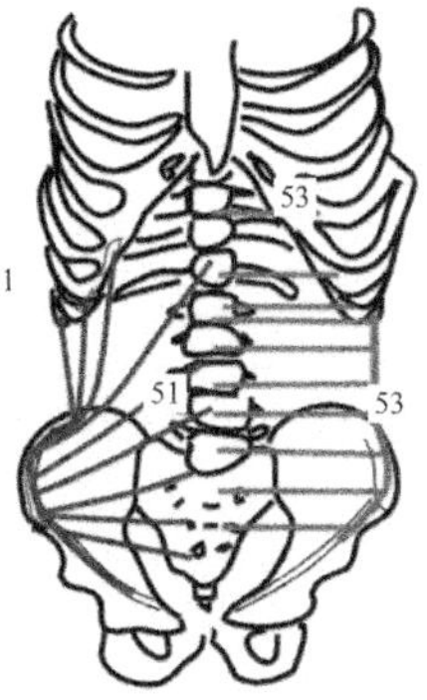

MÚSCULOS OBLÍCUOS DEL ABDOMEN	
ACTIVACIÓN Y FORTALECIMIENTO	FLEXIBILIZACIÓN
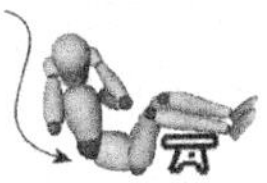	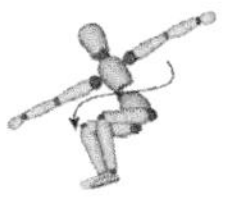

4 EXTREMIDAD SUPERIOR

4.1. APARATO LOCOMOTOR PASIVO DE LA CINTURA ESCAPULAR Y BRAZO

LA ESCÁPULA.- Es un hueso plano, triangular con la base en disposición craneal respecto del vértice. En ella se distinguen tres bordes,

. borde superior,(55)
. borde exterior o axilar, (56)
. borde interior o espinal, (57)

y por tanto tres ángulos,

. ángulo supero externo,
. ángulo supero interno,
. ángulo inferior.

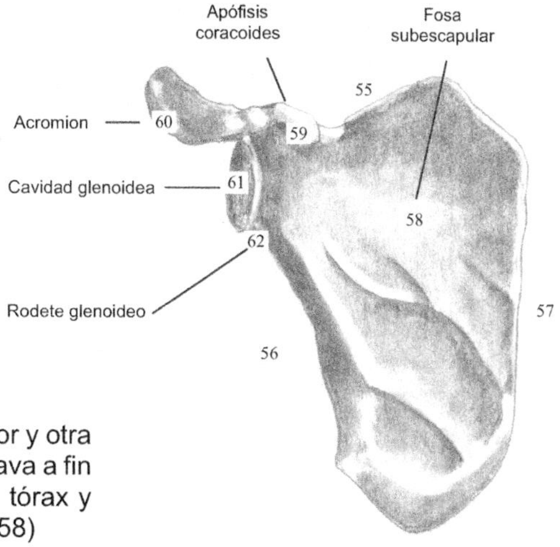

Tiene dos caras, una anterior y otra posterior. La cara anterior es cóncava a fin de adaptarse a la convexidad del tórax y se denomina *fosa subescapular*. (58)

En el borde superior sale una prolongación de hueso que es la *apófisis coracoides* (59), la cual se curva en ángulo recto en sentido lateroanterior y termina en forma aplanada. Supone, junto con el *acromion* (60), una proyección, punto de apoyo o sujeción, para la articulación subyacente, el hombro.

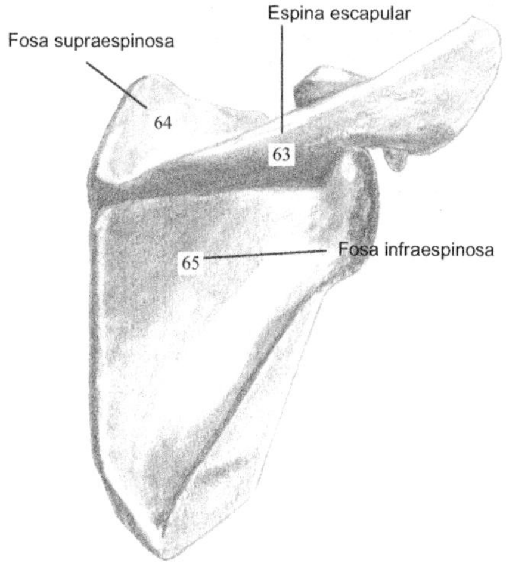

Por la parte externa, se distingue una carilla donde se articula húmero, es la *cavidad glenoidea* (61), la cual se complementa con el *rodete glenoideo*, (62) un rodete fibrocartilaginoso que sirve para ajustar la cabeza del húmero, que es mucho mayor que la carilla glenoidea.

La parte posterior es convexa, en ella nos encontramos la *espina escapular* (63), que divide la escápula en una zona superior, la *fosa supraespinosa* (64) y otra inferior, la *fosa infraespinosa* (65). La espina de la escápula comienza en la parte media aproximadamente y aumenta de altura en sentido lateral externo, terminando en una apófisis aplanada denominada *acromion*.

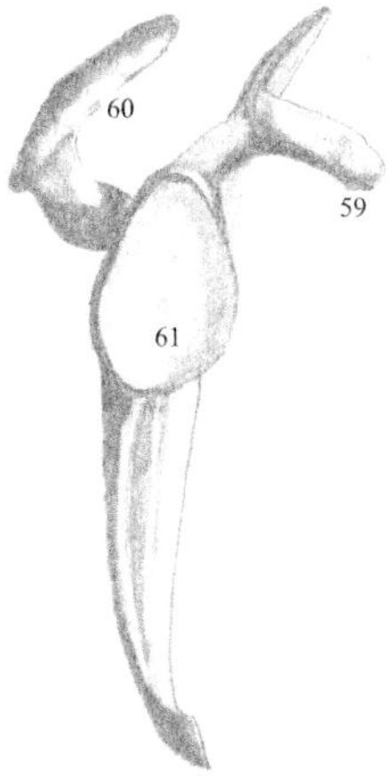

LA CLAVÍCULA

Es un hueso en forma de "S" itálica. Que va desde el esternón hasta el omóplato. Desde su parte medial o esternal, y en proyección hacia delante presenta una convexidad hasta los dos tercios de su longitud, después se continúa con una concavidad hacia delante para unirse al omóplato. Se distingue pues, un *extremo esternal* (66) que la articula con el esternón y distalmente el *extremo acromial* (67), que articula la clavícula con la escápula.

A continuación tenemos una vista anterior y posterior de la clavícula izquierda.

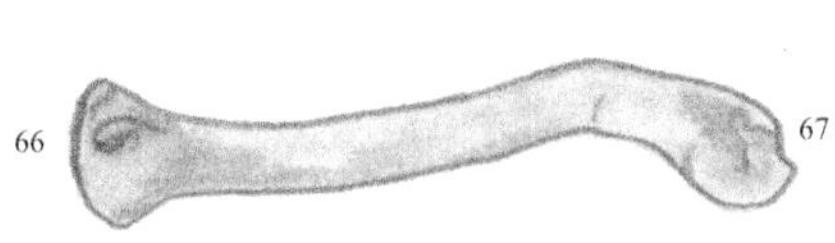

ARTICULACIONES DE LA CINTURA ESCAPULAR

La cintura escapular está compuesta por el omóplato o escápula, la clavícula y el esternón. Esta supone la única comunicación ósea entre el brazo y el tronco.

La existencia de un gran número de articulaciones en este tramo da como resultado que la cintura escapular sea una unión con mucha movilidad.

Prácticamente, con esto el campo de movilidad de los brazos se ve casi duplicado, además aumenta el número y tipo de movimientos que pueden realizarse con las manos.

Podemos hacer una comparación entre la movilidad de la extremidad superior y la inferior.

EXTREMIDAD INFERIOR		EXTREMIDAD SUPERIOR	
tobillo	2 grados	muñeca	2 grados
rodilla	1 "	codo	2 "
cadera	3 "	escápulohumeral	3 "
	____	acromioclavicular	3 "
		esternoclavicular	3 "
total	6 grados		
		omóplatocostal	2 "
			____
		total	15 grados

En este análisis comparativo vemos una mayor libertad de movimientos de la cadena cinética del miembro superior respecto al inferior, lo cual le permite ser más preciso en sus movimientos.

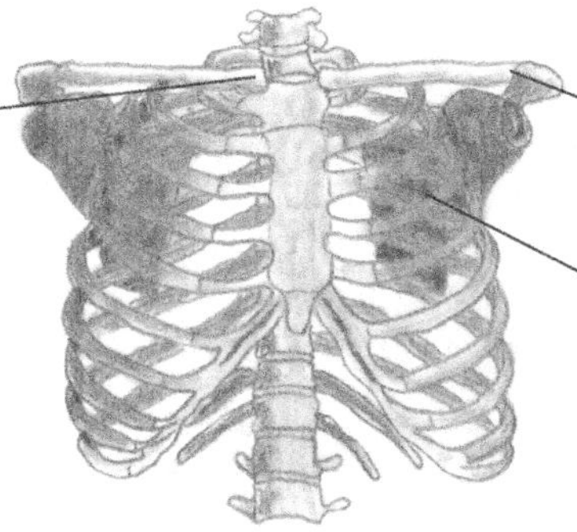

Básicamente se distinguen dos articulaciones, la interna o clavículoesternal, y la externa o clavículoacromial. En la interna se pueden realizar pequeños pero valiosos movimientos en los planos frontal, transversal y combinaciones.

Y la articulación externa que está unida por fuertes ligamentos y pone en comunicación la escápula a través del acrominon con la clavícula.

EL HÚMERO

Es un hueso largo, que se articula en su extremo proximal con la escápula y en su extremo distal con el cúbito y el radio.

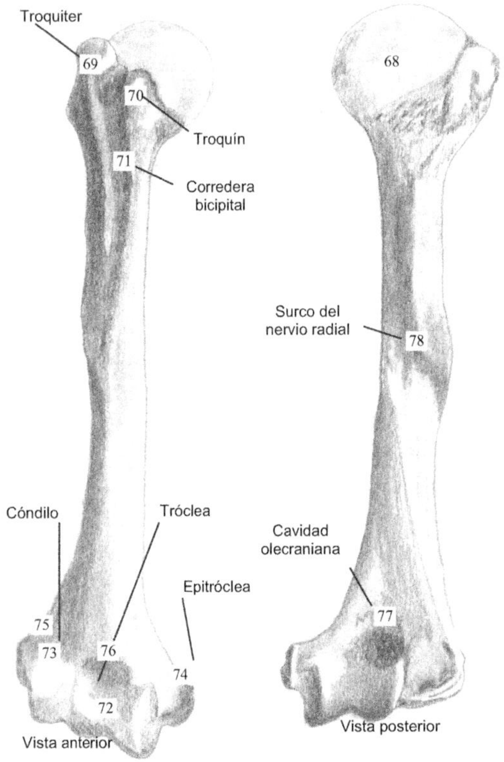

En el extremo proximal resalta la *cabeza del húmero* (68), que es redonda y está cubierta de cartílago hialino.

En la cara anterior y lateral se encuentra el tubérculo mayor o *troquiter* (69) .

Más ventral está la tuberosidad menor o *troquín* (70).

Entre ambas se encuentra la *corredera bicipital*, (71) un lugar para el tendón largo del bíceps.

En el extremo distal se distingue una carilla articular con unos surcos que separan la *tróclea* (72), más interna y el *cóndilo* (73), más externo. Sirven para la unión articular del húmero con el cúbito y el radio, respectivamente.

Internamente a la tróclea se encuentra la *epitróclea* (74) y algo más externamente al cóndilo se encuentra el *epicóndilo* (75), dos tuberosidades de inserción de músculos del antebrazo.

Próxima a la tróclea encontramos la *cavidad coronoidea* (76) en la cara anterior, mientras que en la cara posterior, se encuentra sobre la tróclea la *cavidad olecraniana* (77), lugar donde choca el cúbito con el húmero, en la extensión total del codo.

En la cara posterior de la diáfisis del húmero, destacamos el *surco del nervio radial* (78), el cual puede lesionarse en las fracturas de húmero, ya que alrededor de un 50% de los mismos tienen lugar por esta región.

4.1.1. Articulación del hombro

La *cavidad glenoidea* es la carilla articular circular cóncava que se sitúa en el borde axilar de la escápula, esta es más pequeña que la cabeza del húmero. Por esto, posee el *rodete glenoideo* (79), un anillo de tejido fibrocartilaginoso, que aumenta sus bordes. Y sobre la que se asienta la cabeza del húmero.

La *cápsula sinovial* (80) está fijada al rodete glenoideo y llega hasta el *surco intertuberoso* (81). Esta es laxa y delgada, por lo que necesita una serie de ligamentos que la refuercen.

La cápsula está reforzada, en parte, por el *ligamento coracohumeral* (82), y tres *ligamentos glenohumerales* (83), el ligamento coraco humeral se origina en la base de la apófisis coracoides, irradia al interior de la cápsula y alcanza la tuberosidad mayor y menor.

Se habla de una articulación protegida por músculos, ya que el entramado de ligamentos no consigue envolver fuertemente a la articulación. De hecho el tendón de la cabeza larga del biceps que nace en la *tuberosidad glenoidea* (84) pasa sobre la cabeza del húmero y baja dentro de una *vaina tendinosa* por la *corredera bicipital,* ejerciendo una presión positiva en la unión humero escapular.

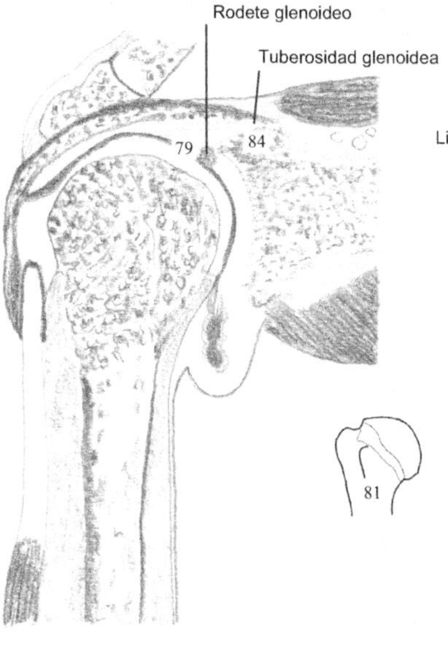

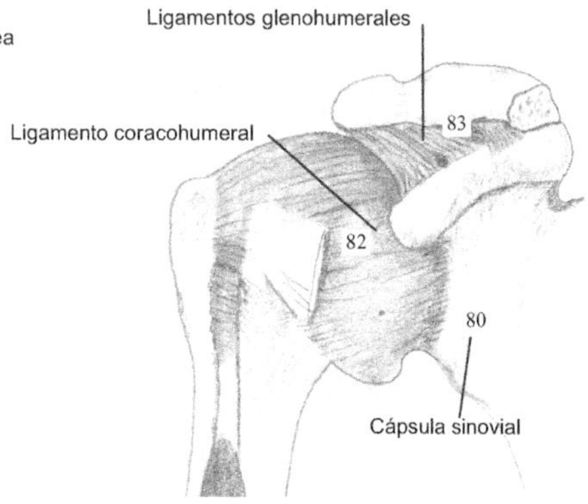

En la articulación del hombro se presentan las luxaciones con más frecuencia que en las restantes articulaciones, casi siempre en sentido anteroinferior. Esto es debido a que en la zona posterosuperior, diversos ligamentos y el acromion suponen un techo o limitación en los movimientos de flexión y abducción.

Esta restricción por medio de hueso se ve ampliamente compensada por la capacidad de rotación en el plano frontal, que tiene la escápula, lo cual implica poder levantar el brazo hasta la vertical.

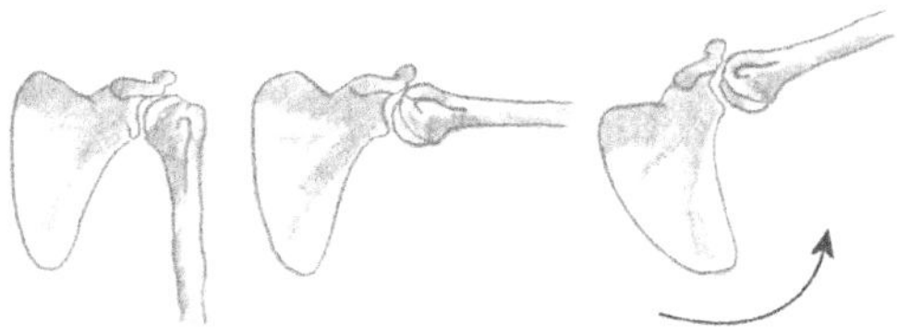

Los movimientos de la articulación del hombro son posibles en los tres planos, así como sus combinaciones, dando lugar a los movimientos de abducción, aducción, abducción y aducción transversal, flexión, extensión, rotación y circunducción.

4.2. APARATO LOCOMOTOR ACTIVO DE CINTURA ESCAPULAR Y BRAZO

TRAPECIO (85)

Se sitúa superficialmente cubriendo el cuello y la región situada entre los hombros. Junto con el dorsal ancho recubre casi toda la espalda.

O. Escama occipital, apófisis espinosas de las vértebras cervicales y dorsales (86).

I. Tercio distal de la clavícula, acromion, y espina escapular (87).

F. Según la porción del trapecio que se vea movilizada puede realizar tres funciones:

La *porción superior* eleva los hombros y gira el omóplato, llevando el vértice inferior hacia arriba y afuera (campaneo exterior). Este es muy solicitado cuando se trabaja con el brazo en suspensión, por ejemplo al escribir a máquina o realizar trabajos de construcción. En el ámbito deportivo se solicita mucho en halterófilos, lanzadores atléticos, o jugadores de baloncesto y balonmano.

En la acción unilateral puede ayudar a la rotación hacia el lado contrario de la cabeza y con las fibras que llegan hasta la clavícula ayuda a establilizarlas e incluso a la inspiración.

Una función muy común de esta porción es la de ser un fijador para la acción del deltoides.

El campaneo exterior permite que los brazos se eleven por encima de la altura de la cabeza.

La *porción media* proporciona la aducción del omóplato hacia la columna vertebral, acción que se efectúa mucho en jugadores de balonmano cada vez que tienen que armar el brazo para lanzar, también en remeros y escaladores, en este último caso el punto fijo se sitúa en el brazo y lo que se consigue al trepar es acercar el tronco o las vértebras a la escápula y así ir subiendo.

Esta porción es antagónica al serrato mayor, lo cual proporciona un equilibrio en la colocación del omóplato.

La *porción inferior* puede actuar bajando los hombros pero también proporciona una aducción y campaneo exterior.

Todas conjuntamente tienden a realizar un acercamiento de la escápula hacia la columna vertebral, con campaneo exterior.

Podemos observar que es un músculo triangular, pero al verlo conjuntamente con su gemelo, podemos entender su denominación de trapecio.

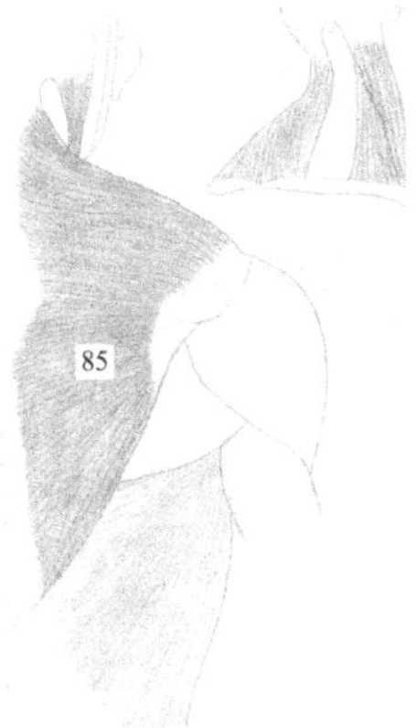

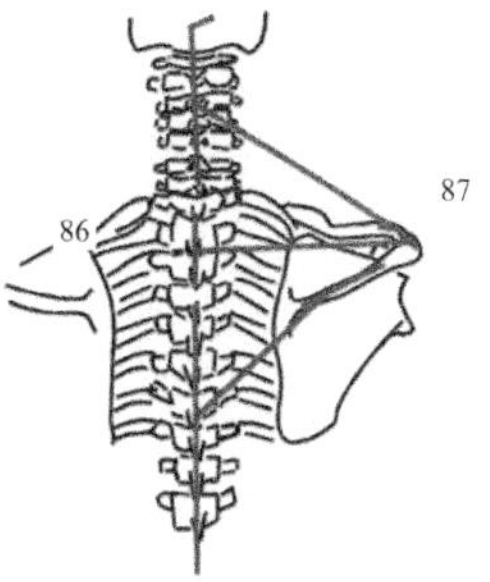

MÚSCULO TRAPECIO	
ACTIVACIÓN Y FORTALECIMIENTO	FLEXIBILIZACIÓN
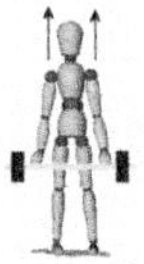 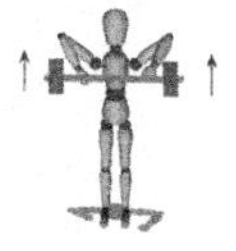 Implica al deltoides y bíceps.	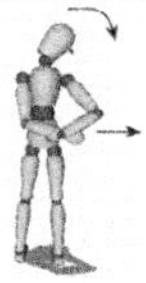

MÚSCULO ROMBOIDES MAYOR (88)

O. Apófisis espinosas de las 4 primeras vértebras dorsales (89).

I. Borde interno de la escápula (90).

MÚSCULO ROMBOIDES MENOR (91).

O. Apófisis espinosas de las dos últimas vértebras cervicales (92).

I. Borde interno de la escápula (93)

F. Ambos músculos poseen la función de aproximar y levantar la escápula hacia la columna vertebral, son por tanto antagonistas del serrato anterior.

Esta acción de aproximación es aprovechada en algunas técnicas rehabilitadotas para intentar corregir o detener el progreso de las escoliosis.

Se solicita en la acción de remar o trepar, sin embargo cuando el punto fijo es el brazo como en barra fija, escaladas, trepas o suspensiones de brazos es el nexo de unión de los brazos al tronco. Son las dominadas un excelente ejercicio para trabajar este músculo.

MÚSCULO ANGULAR DEL OMÓPLATO (94)

O. Apófisis transversas de las 4 primeras vértebras cervicales. (95)

I. Ángulo superior interno de la escápula. (96)

F. Produce la elevación de la escápula ejerciendo, al mismo tiempo, el campaneo interior de la escápula. Siempre trabaja ayudado por otros músculos debido a su pequeña sección.

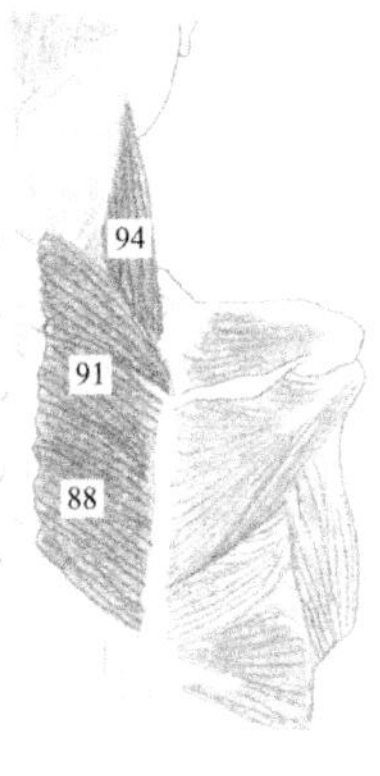

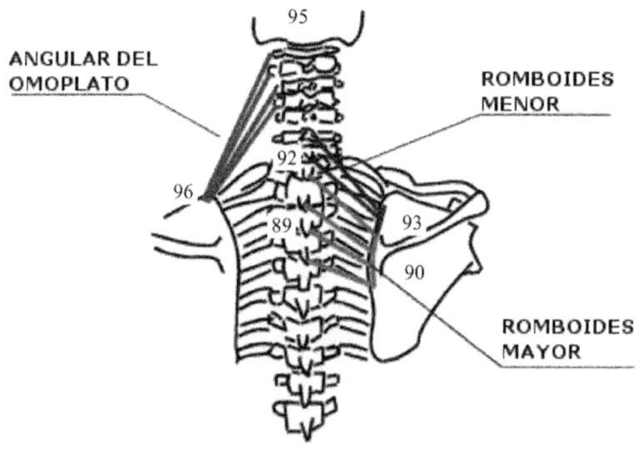

GRUPO ROMBOIDES Y TRAPECIO MEDIAL	
ACTIVACIÓN Y FORTALECIMIENTO	FLEXIBILIZACIÓN
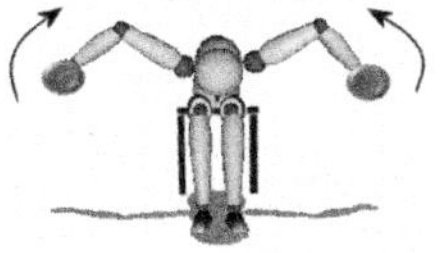 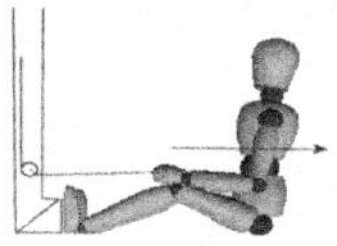	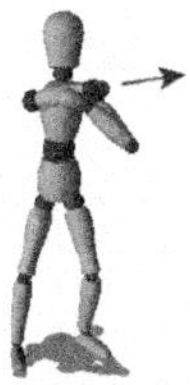

MÚSCULO SERRATO ANTERIOR (97)

Tiene forma de sierra pues se trata de un músculo poliventral formado por 10 vientres musculares. Este músculo proporciona el nexo de unión de la escápula a la parrilla costal, pero para conseguir un buen deslizamiento sobre las costillas está recubierto por unas capas células grasas.

O. Se origina en las primeras nueve costillas. (98)

I. Se inserta en la cara interna a todo lo largo del borde interno de la escápula. (99)

F. Su función principal es la de abducción y campaneo exterior de la escápula.

Esto permite cruzar mejor los brazos delante del cuerpo.

Se utiliza pues en los movimientos en los que se empuja el brazo hacia delante y se observa en la fase de ascenso en los fondos tendido prono, en movimientos de defensa de algunos deportes colectivos como rugby y baloncesto y como no, en acciones de algunos deportes de combate como el kárate o judo.

Las tres partes actuando conjuntamente, sirven como movimiento previo para la anteversión del brazo.

Cuando se fija la cintura escapular actúa ayudando a la inspiración, pues así el serrato tiene un punto de apoyo fijo sobre el que tirar de las costillas.

Es un músculo de acción antagonista a los romboides y trapecio.

La "espalda alada" es un síntoma de laxitud en los serratos.

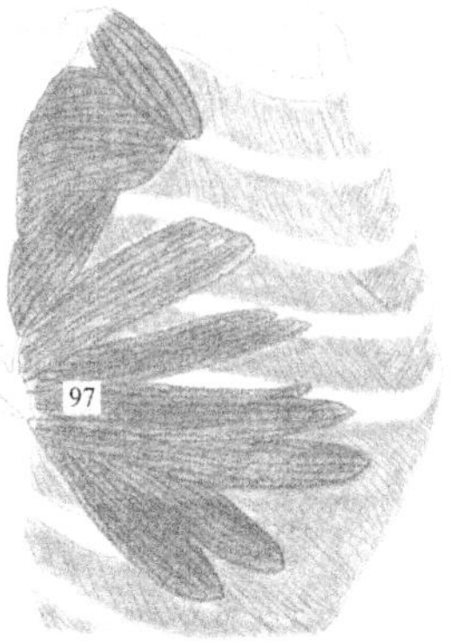

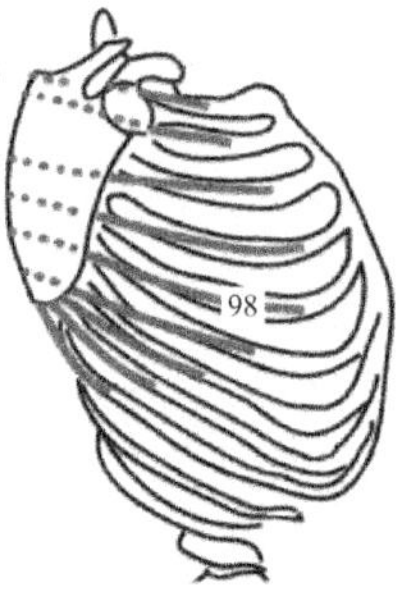

MÚSCULOS SUPRAESPINOSO (100)

O. Fosa supraespinosa, (dos tercios internos). (101)

I. Superficie anterosuperior del trocánter mayor (102)

F. Abducción de hombro ayudando al deltoides y participa en su rotación externa.

Suele implicarse en movimientos repetitivos sobre la cabeza como es el caso de deportes como balonmano, waterpolo, lanzamientos atléticos, o natación en las fases de recobro.

Este junto con el infraespinoso, redondo menor y subescapular, forman el denominado manguito de los rotadores, pues sus tendones se unen a la cápsula articular, los cuatro la engloban y la fortalecen, como si fueran verdaderos "ligamentos contráctiles".

Conjuntamente proporcionan la tensión suficiente para que la cabeza del fémur no se separe de la cavidad glenoidea.

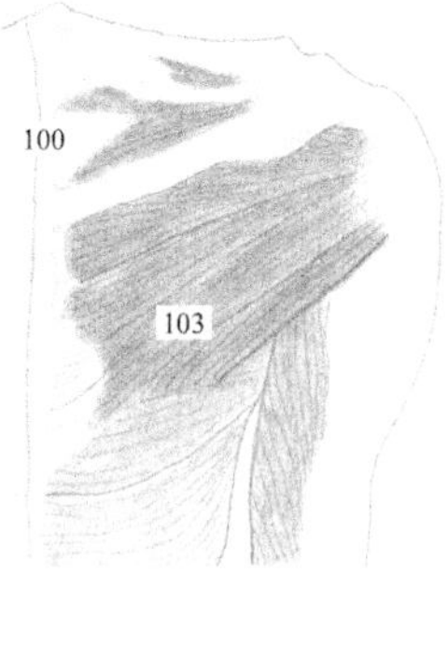

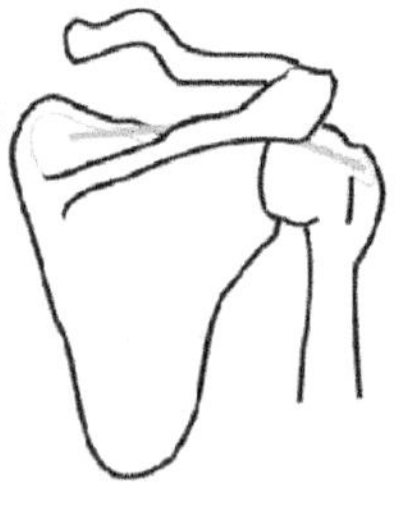

MÚSCULO INFRAESPINOSO (103)

O. Fosa infraespinosa (104)

I. Zona posterior intermedia del trocánter mayor (105)

F. Es un fuerte rotador externo, abducción horizontal, retroversor, y con las fibras inferiores aductor.

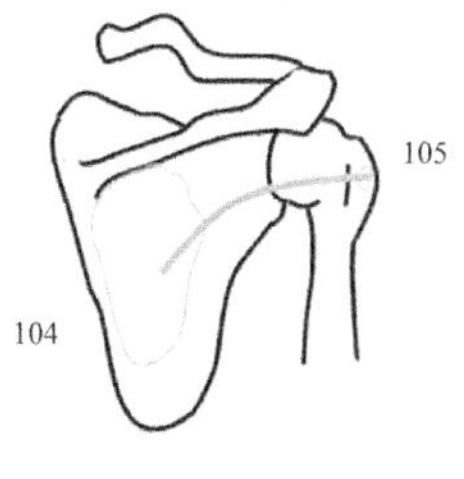

M. REDONDO MENOR (106)

O. Borde axilar de la escápula. (107)

I. Zona posteroinferior del trocánter (108)

F. Adduce el hombro, y realiza su rotación externa, de forma más débil que el anterior.

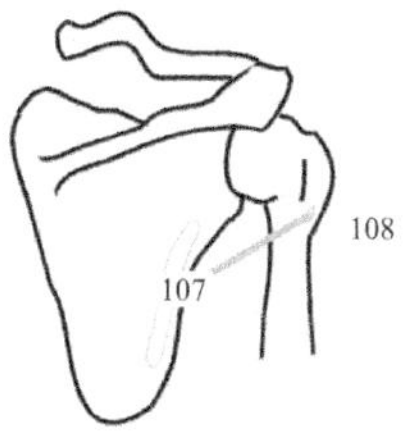

M. REDONDO MAYOR (109)

O. Cara posterior del ángulo inferior de la escápula. (110)

I. Cresta subtroquiniana.
(Labio interno de la corredera bicipital) (111)

F. Contribuye a la adducción de hombro, retroversión cuando existe una previa flexión de hombro, rotación interna leve.

Se ve implicado en las fases de tracción de todos los estilos en natación.

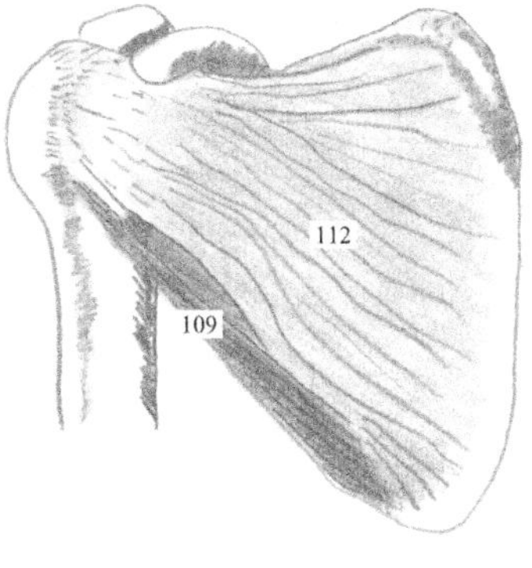

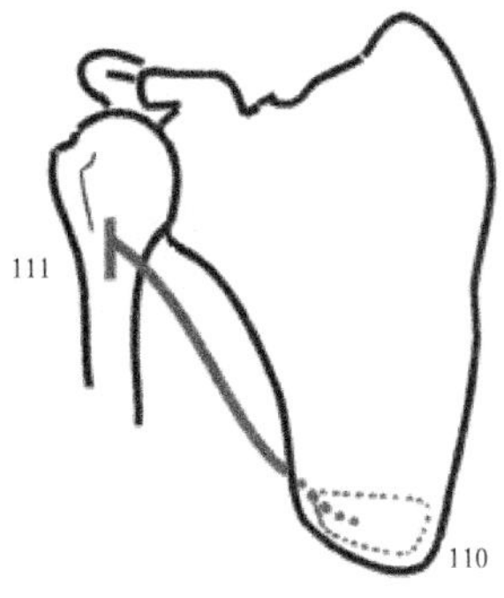

M. SUBESCAPULAR. (112)

O. Fosa subescapular(113)

I. Porción proximal de la cresta subtroquiniana(114)

F. Actúa como rotador interno y como aductor.

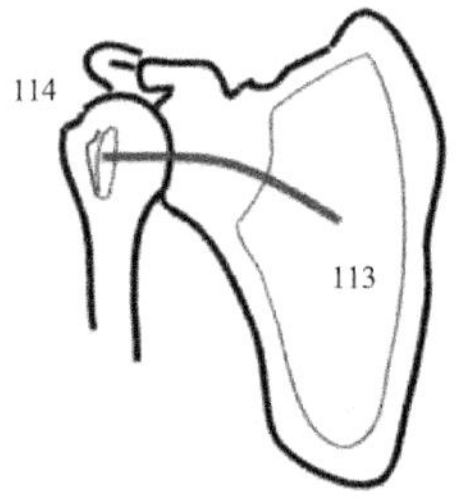

M. CORACOBRAQUIAL. (115)

O. Se origina en la apófisis coracoides (escápula). (115)

I. Porción media ventral de la diáfisis humeral. (116)

F. Es un anteversor, rotador interno y adductor de la articulación del hombro.

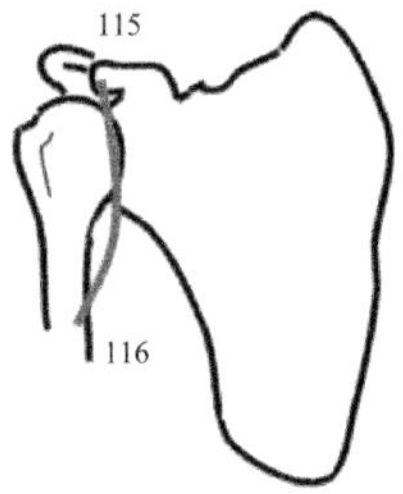

M. DELTOIDES. (117)

O. Existen tres fascículos, el anterior en el tercio distal de la clavícula, el medio en el acromion y el posterior en la espina escapular. (118)

I. Tuberosidad deltoidea del húmero. (119)

F. - El fascículo anterior es:

- *flexor de hombro,*
- *adductor horizontal* es decir acerca el brazo hacia el tórax cuando los brazos están en cruz.
- *rotador interno*

- El fascículo medio *abduce* el hombro, o sea, separa el brazo del plano sagital.

- El fascículo posterior es:

- *extensor de hombro,*
- *abductor horizontal*, separa los brazos en cruz del tórax anterior.
- *rotador externo.*

La forma de delta de este músculo envuelve la débil articulación glenohumeral completamente, lo cual le confiere una estabilización adicional.

Es un músculo que interviene activamente en las fases de recobro del brazo en todos los estilos de natación, pues se debe llevar el brazo por encima de la cabeza, en el lanzamiento de peso cobra especial importancia, así como en la realización de equilibrios invertidos en gimnasia artística. Su nombre proviene del parecido con la delta griega mayúscula.

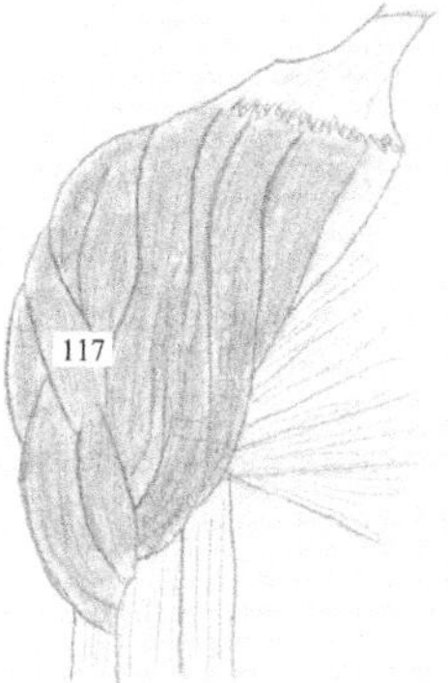

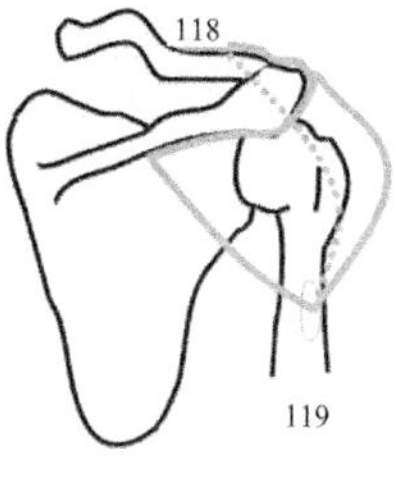

MUSCULO DELTOIDES	
ACTIVACIÓN Y FORTALECIMIENTO	FLEXIBILIZACIÓN
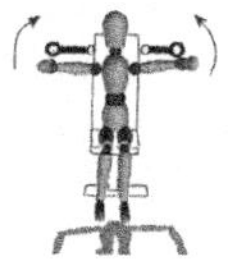	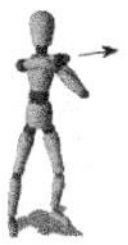 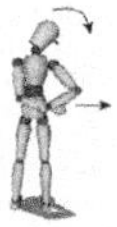

M. PECTORAL MENOR. (120)

O. 3ª a 5ª costillas (121)

I. Apófisis coracoides (122)

F. Descenso de la escápula aduciéndola y con ello ayudando a la hiperaducción del brazo. Con la cintura escapular fija, ayuda a la inspiración.

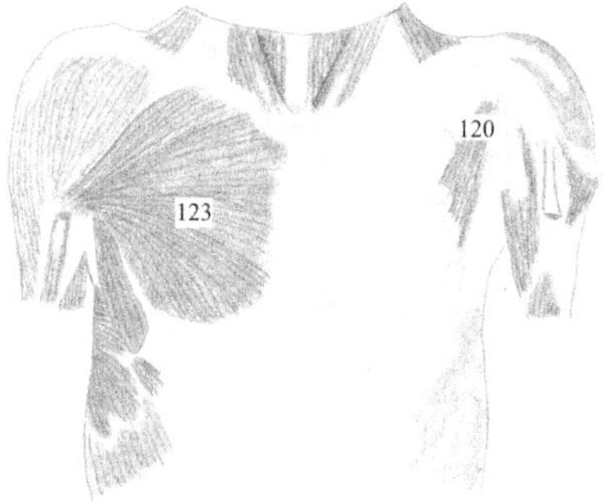

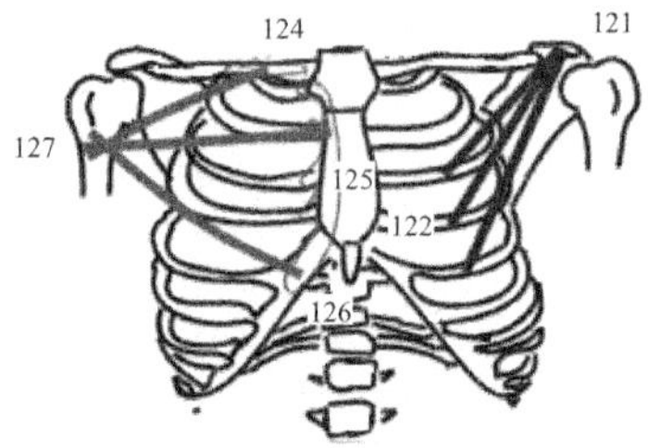

M. PECTORAL MAYOR. (123)

O. Posee tres zonas de origen:

- Mitad medial anterior de la clavícula. (124)
- Borde lateral del esternón y cartílagos costales (2º a 6º). (125)
- Vaina del recto anterior del abdomen. (126)

I. Cresta subtroquiteriana del humero. (127)

F. Fundamentalmente va a tener una función *aductora* y de *rotación interna* del hombro.

Igualmente realiza la *adducción horizontal*, es el músculo del abrazo. Mucho de los lanzamientos hacia delante activan este músculo como en el caso del balonmano, béisbol, lanzamientos atléticos, igualmente en los lanzamientos del brazo hacia delante como en artes marciales o boxeo.

También posee función *retroversora*, cuando el brazo se encuentra en flexión de hombro, hecho que se produce al subir una escalera de mano, trepar por una cuerda, salto con pértiga, fase de tracción y empuje en los estilos de natación, o al realizar una kippe en barra fija en gimnasia artística.

Anteversión o flexión de hombro, pues en este movimiento pueden verse activadas las fibras superiores o la porción clavicular.

Al fijar los brazos ayuda a la *inspiración*, es fácil verlo en atletas que al acabar fuerte esfuerzo ventilan más fácilmente si se apoyan de brazos sobre una baranda o valla.

El pectoral es un músculo muy extensible y además debido al gran número de movimientos que puede realizar el hombro, sus fibras se insertan en el húmero en una especie de *cruce* (donde las más bajas se insertan por encima de las más altas), a fin de que al realizar la elevación por encima de la cabeza (anteversión), no se produzca un sobretensión en la recolocación de las fibras.

Este conforma la pared muscular del pliegue axilar anterior, y junto con el gran dorsal, que forma la pared posterior de la axila, y el resto de aductores de hombro, forman un anclaje firme para evitar que caiga el tronco en los apoyos sobre las manos.

MUSCULOS PECTORALES	
ACTIVACIÓN Y FORTALECIMIENTO	FLEXIBILIZACIÓN
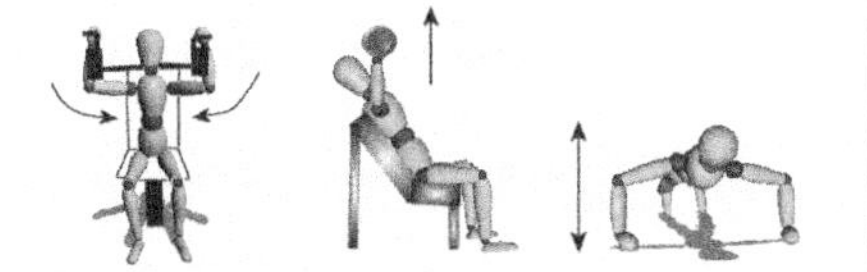	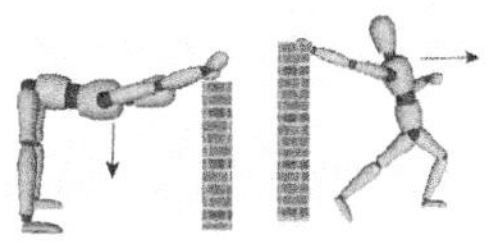

M. DORSAL ANCHO. (128)

Este músculo y el trapecio cubren toda la espalda.

Conforma el pliegue posterior de la cavidad axilar junto con el redondo mayor.

O. Fascia toracolumbar, cresta sacra, (129) cresta iliaca posterior, apófisis espinosas de las vértebras D6 a L5, (130)

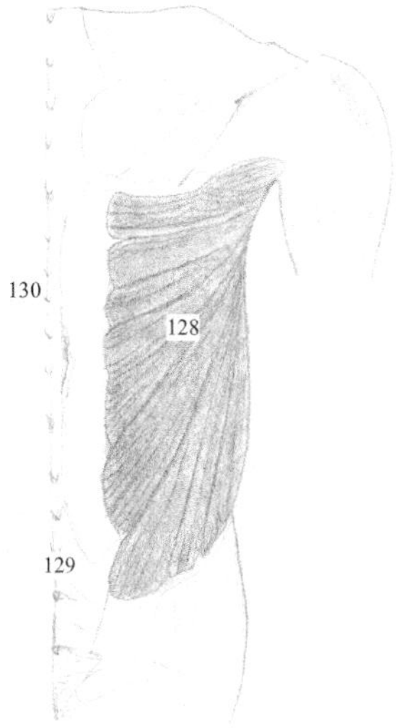

I. Cresta subtroquiniana, o cresta de la corredera bicipital en un tendón plano que también se encuentra cruzado. (131)

F. *Adducción* de hombro, *aducción transversal* u horizontal, *retroversor y rotador interno.*

Interviene en todos los movimientos que bajen con fuerza el brazo desde encima de la cabeza, fase de tracción en crol, braza espalda y mariposa, lanzamientos atléticos como jabalina, disco, salto con pértiga, en todo tipo de trepas, o en el remo y paladas de piragüismo donde actúan principalmente las fibras superiores.

Si el lugar de inserción está fijo, actúa junto con el resto de aductores de hombro aproximando el tronco hacia los brazos, esto ocurre en la escalada, trepas, o en ejercicios de anillas, paralelas y barra fija en gimnasia artística.

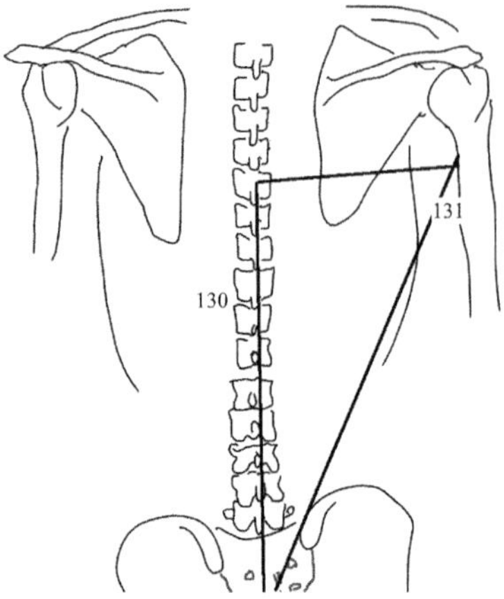

MUSCULO DORSAL ANCHO	
ACTIVACIÓN Y FORTALECIMIENTO	FLEXIBILIZACIÓN
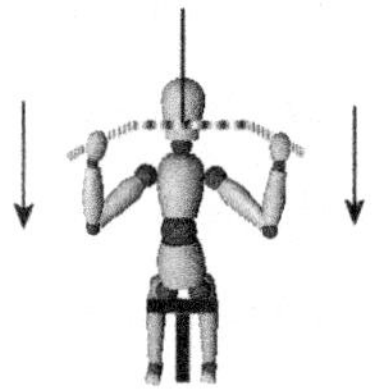 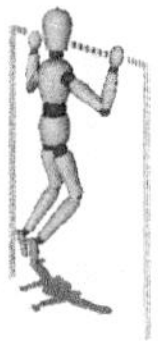	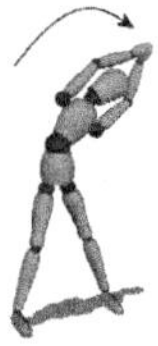

4.3. APARATO LOCOMOTOR PASIVO DEL ANTEBRAZO

HUESOS DEL ANTEBRAZO.

CÚBITO

Es el hueso interno del antebrazo, en cuya epífisis proximal presenta la *cavidad sigmoidea* (132), una concavidad para articularse y poder girar sobre la tróclea y el cóndilo humeral. Está cubierta de cartílago hialino y su situación es proximal y anterior. Termina en la denominada *apófisis coronoides* (133) que es un tope anterior para la flexión del codo. Lateralmente presenta la *incisura radial*, (134) un lugar para articularse con el radio.

En la cara posterior la epífisis presenta un saliente, el *olécranon* (135), este entra en la cavidad olecraniana del húmero y supone un límite articular para en la extensión.

La diáfisis es casi triangular con un borde externo muy afilado, al que se ve fijada la *membrana interósea.* (136)

Finalmente, la epífisis distal se constituye por la *cabeza del cúbito,* (137) una semiesfera articular recubierta de cartílago hialino y posteriormente la *apófisis estiloides del cúbito.* (138)

RADIO

La *epífisis proximal* (139) está formada por una especie de corona cóncava, que sirve para articular con el cóndilo humeral, soportándola está el *cuello del radio,* (140) lugar para el *ligamento anular del radio,* bajo estos se encuentra la *tuberosidad del radio.* (141)

La *diáfisis* es de corte triangular y a su borde medial se inserta la membrana interósea.

La *epífisis distal* es más ancha y presenta en su cara medial una hendidura para articular con el cúbito, *hendidura cubital* (142). Hacia su lado externo se continúa con una *cavidad articular* (143) para encajar con el carpo y en su extremo termina con una prominencia que es la *apófisis estiloides.*(144)

Ambos huesos tienen una diáfisis curvada, a fin de permitir la pronosupinación sin que haya un choque entre sus respectivas diáfisis.

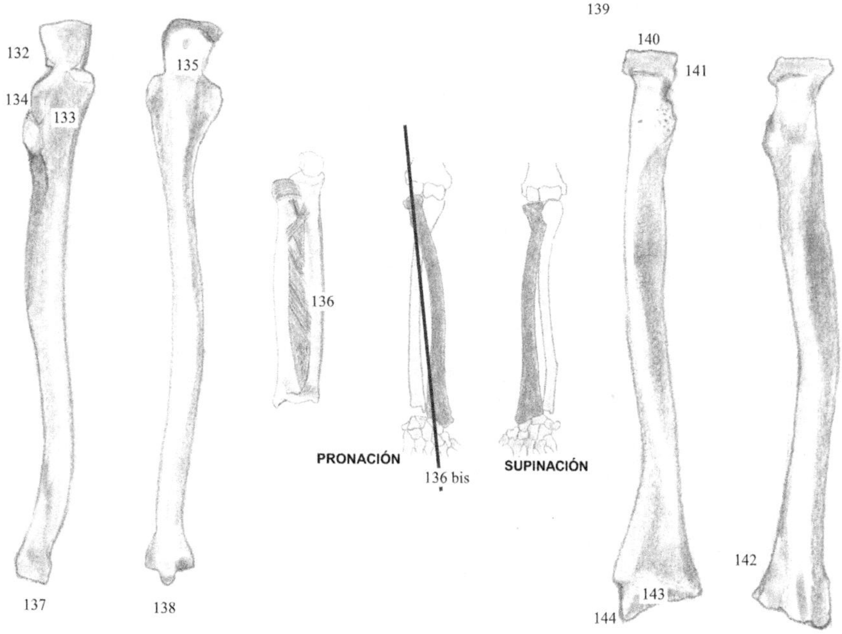

CÚBITO DERECHO

RADIO DERECHO

4.3.1. Articulación del codo

La articulación del codo une el brazo con el antebrazo. Se trata de una articulación rotatoria trocoide, que está formada por tres cuerpos articulares.

Es decir, consta de tres articulaciones dentro de la misma cápsula articular, estas son:

- *Articulación húmero-cubital.-* (145) En la que la tróclea del húmero se articula con la, *hendidura cubital*, (146) por sus características esta articulación, en si misma, corresponde a las trocleares o de bisagra y en ella sólo serán posibles los movimientos de flexoextensión.

- *Articulación húmero-radial.-* (147) Esta pone en contacto el húmero con la *cabeza del radio*, (148) quien tiene una concavidad para encajar en el cóndilo humeral. Esta articulación por si misma pertenecería al grupo de las enartrosis pero sus movimientos se ven reducidos a dos, la flexo-extensión y la rotación. Todo esto es debido a la fuerte unión entre cúbito y radio, además de a los ligamentos que la rodean (149).

- *Articulación radio-cubital.-* (150) En ella entran en contacto la cabeza del radio, la cual gira por su cara lateral sobre la *incisura radial del cúbito*, (151) lo cual permite sólo movimientos rotatorios o de pivote. Para que estos movimientos tengan una guía y perfecta unión existe el *ligamento anular del radio* (152) quien rodea el cuello del radio a modo de corbata.

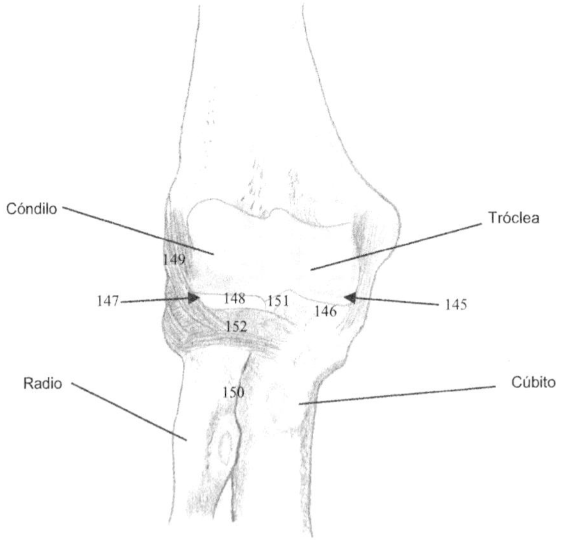

Respecto a la cápsula articular, decir que es fláccida y tiene dos capas, una la *membrana sinovial* (153) que nace en los bordes de las carillas articulares, la otra es una *membrana fibrosa*, (154) entre ambas se encuentra gran cantidad de *tejido graso* (155) pues tiene un efecto amortiguador cuando al flexionarse o extenderse el olécranon (156) y la apófisis coronoides (157) chocan con sus respectivas cavidades.

Las líneas de inserción de la membrana externa de la cápsula articular dejan fuera el epicóndilo y la epitróclea. (158)

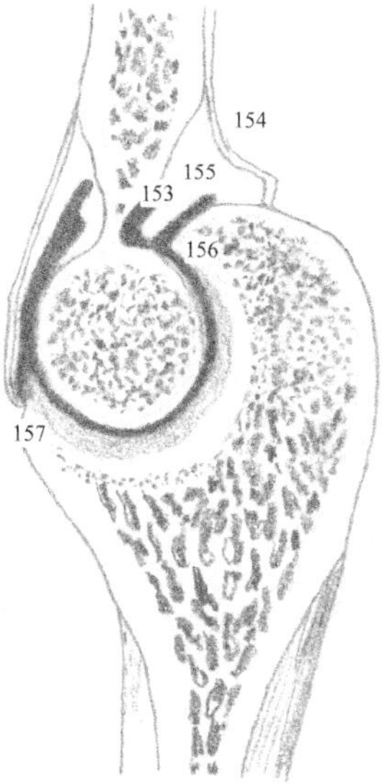

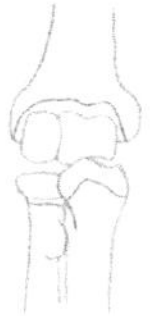

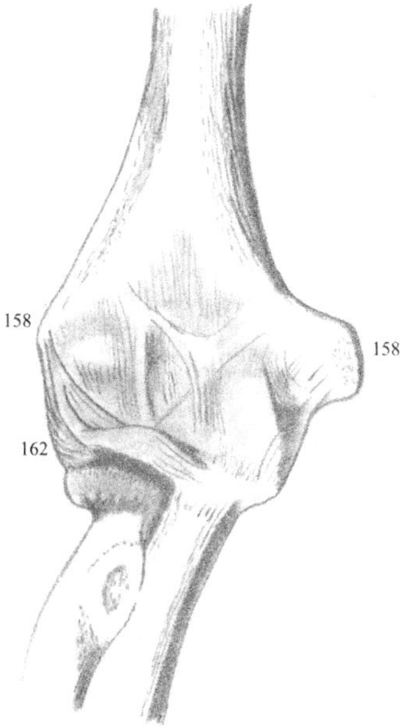

A parte del ligamento anular cubital ya mencionado existen dos ligamentos laterales que fijan la articulación:

. Un ligamento interno, el *lig. colateral cubital.* (159) que nace en la epitróclea humeral y termina en el cúbito en dos potentes cintas fibrosas (160) y (161)

. Un ligamento externo, el *lig. colateral radial.* (162), que efectúa una tracción desde la epicóndilo del húmero hacia el ligamento anular del radio.

En la articulación del codo existen por tanto, los movimientos de. flexión, extensión y pronación, supinación

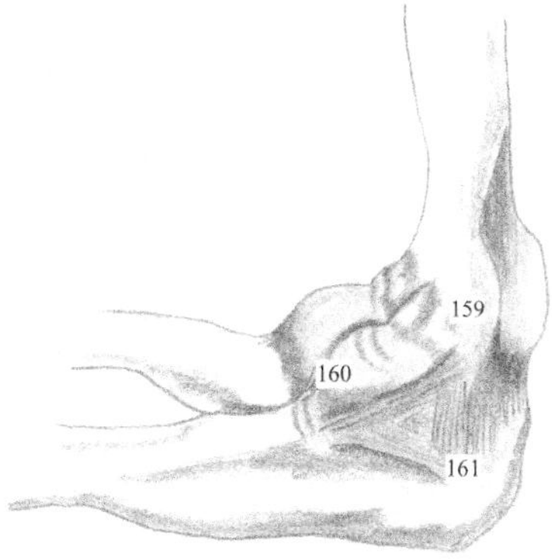

El eje de pronosupinación (136 bis) transcurre oblicuamente desde la cabeza proximal del radio a través del antebrazo hasta la cabeza distal del cúbito.

A los movimientos de pronosupinación del codo, se le añaden los de rotación de la articulación del hombro cuando el brazo está extendido, esto da un movimiento rotatorio de 230º, mientras que con el codo flexionado es de aproximadamente unos 130º.

4.4. APARATO LOCOMOTOR ACTIVO DEL BRAZO

FLEXORES DE LA ARTICULACIÓN DEL CODO

M. BRAQUIAL. (163)

O. Media cara anterior y distal del húmero. (164)

I. Tuberosidad del cubito. (165)

F. Es un músculo monoarticular y con una función eminentemente flexora.

M. BICEPS BRAQUIAL (166)

Es un músculo biarticular, algunos los consideran multiarticular pues incluyen una tercera articulación, la radiocubital, además, como su nombre indica es biventral.

O. La *porción corta* se origina en la *apófisis coracoides*, (167) su *porción larga* en la *tuberosidad supraglenoidea* de la escápula. (168)

I. *Tuberosidad radial.* (169)

F. Actúa por tanto sobre dos articulaciones, la del hombro y la del codo.

- <u>Articulación escapulohumeral (hombro).</u>

La porción larga realiza la abducción y efectúa rotación interna. Debido a que su tendón de origen pasa por encima de la cabeza del humero y se encauza por la *corredera bicipital*, (71) proporciona una adhesión y estabilización suplementaria a la articulación del hombro, muy desprotegida por esta zona anteroinferior.

Su porción corta es aductora.

Ambas tienen participación anteversora sobre el hombro.

- Articulación del codo.

En la articulación del codo *flexiona* el antebrazo sobre el brazo y supina el antebrazo, es decir realiza un giro en el que el pulgar de la mano se dirige hacia fuera.

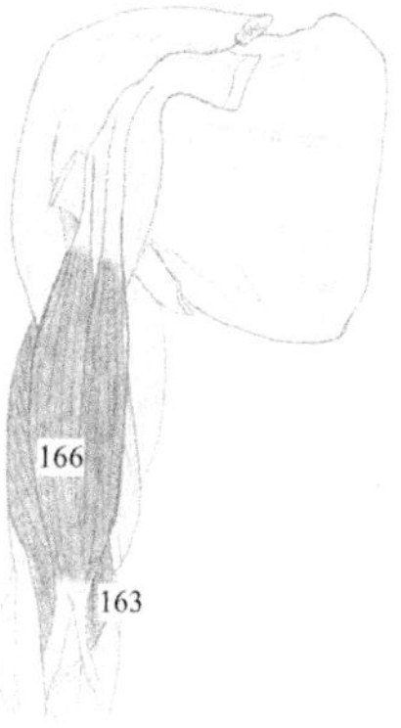

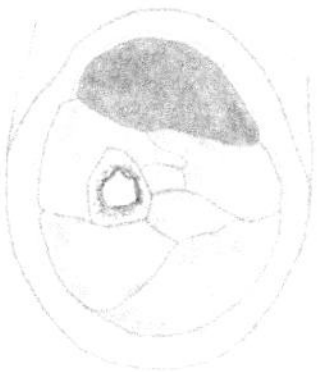

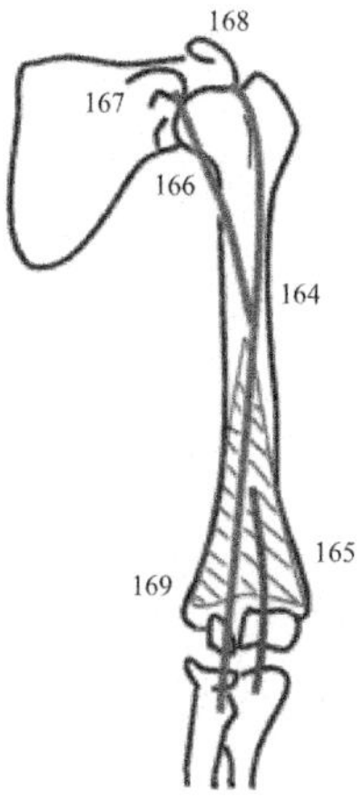

La fuerza global del bíceps en la flexión de codo es mayor cuando el agarre de la resistencia a vencer, se hace en supinación, pues de esta manera el tendón que se inserta en la tuberosidad radial está completamente desenvuelto y el músculo puede alcanzar las condiciones óptimas de tracción. Por esta razón el ejercicio de dominadas o flexión de brazos en barra es más fácil con un agarre palmar (las palmas de las manos miran hacia la cara) que con uno dorsal.

Otra característica de este músculo es su capacidad de supinación fuerte y rápida, sobre todo cuando el codo está flexionado a 90 grados. La causa de esto se encuentra también en la disposición rotada de la inserción en la tuberosidad del radio y en la capacidad de rotación de la articulación húmero radial, ya que el más leve acortamiento de fibras en el bíceps produce una rápida supinación del antebrazo.

Es un músculo muy utilizado tanto en la vida cotidiana como en el ámbito deportivo, así se observa su activación en movimientos de trepa, en la escalada, o de carga de pesos, halterofilia, también en las primeras fases de la tracción en casi todos los estilos de la natación, en diferentes evoluciones sobre barra fija y barras paralelas en gimnasia artística, etc.

M. SUPINADOR LARGO. (170)

O. Borde externo del húmero. (171)

I. Apófisis estiloides del radio. (172)

F. Este músculo está situado en el antebrazo y realiza la flexión del codo y tiene un protagonismo especial en la flexión de codo cuando el antebrazo está en pronación.

Realiza la pronación desde una posición de supinación y viceversa.

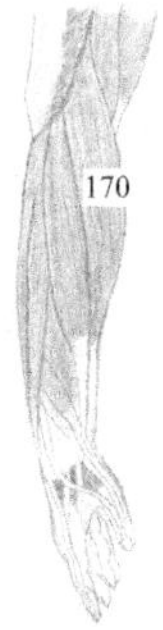

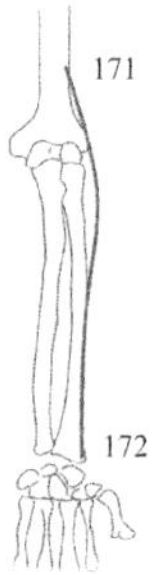

MUSCULO BICEPS	
ACTIVACIÓN Y FORTALECIMIENTO	FLEXIBILIZACIÓN
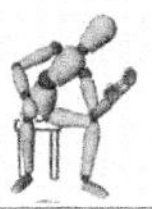	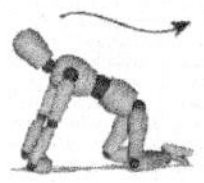 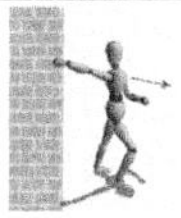

EXTENSORES DE LA ARTICULACIÓN DEL CODO

M. TRÍCEPS BRAQUIAL. (173)

Es un músculo poliventral con tres porciones.

O. La porción *larga* parte de la tuberosidad infraglenoidea escapular, (174) la porción *externa* en la mitad proximal posterior del húmero (175) y la *interna* en la mitad distal posterior del húmero. (176)

I. En la apófisis olecraniana del cúbito. (177)

F. Junto con el ancóneo (178) realiza la extensión de la articulación del codo.

La porción larga es biarticular y sobre la articulación del hombro actúa como extensor, las restantes porciones son uniarticulares pues sólo actúan sobre la del codo.

Es fácil activar este músculo y con frecuencia se ve implicado en movimientos cotidianos de apoyo a fin de tener el codo firmemente extendido. En el terreno deportivo se activa en las fases finales de la tracción en crol, espalda y mariposa; en atletismo, en lanzamiento de peso y jabalina, en salto con pértiga se ve muy solicitado en ambos brazos; en gimnasia artística, aparece su acción tanto en contracción concéntrica, excéntrica o isométrica, en todos los elementos de apoyo de varios aparatos, como barra fija, paralelas, potro con arcos, suelo o saltos, en halterofilia su acción es crucial en la extensión total de los brazos.

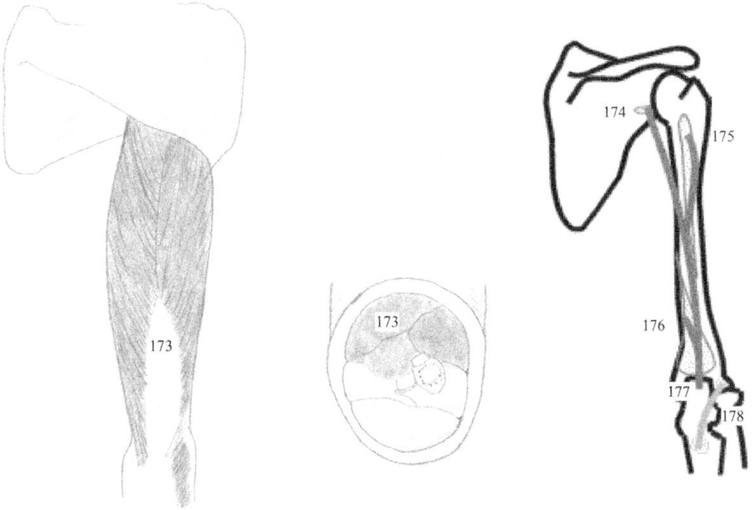

MÚSCULO TRICEPS BRAQUIAL	
ACTIVACIÓN Y FORTALECIMIENTO	FLEXIBILIZACIÓN
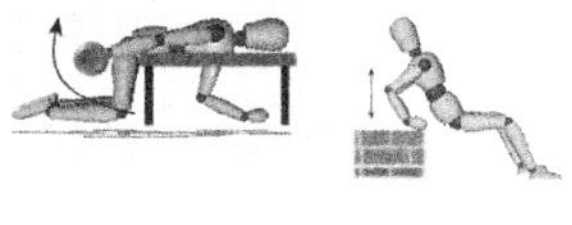	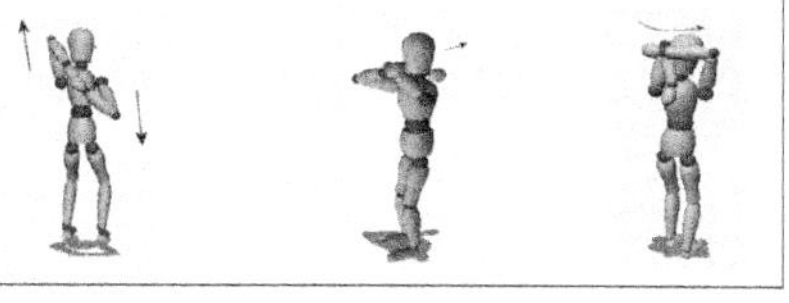

MÚSCULOS PRONADORES DEL ANTEBRAZO

M. PRONADOR REDONDO

O. Epitróclea y apófisis coronoides del cúbito. (179)

I. Superficie externa de la diáfisis radial. (180)

F. Realiza dos funciones actuando como débil flexor del codo y como pronador o rotación interna del codo.

La acción de rotación interna se ve favorecida de forma que se puede ejercer más fuerza cuando el codo está extendido, debido al sobreestiramiento previo en extensión.

M. PRONADOR CUADRADO (181)

Este músculo ocupa aproximadamente el cuarto distal del antebrazo.

O. Cara interior del cúbito. (182)

I. Cara anterior del radio. (183)

F. Produce la pronación del antebrazo.

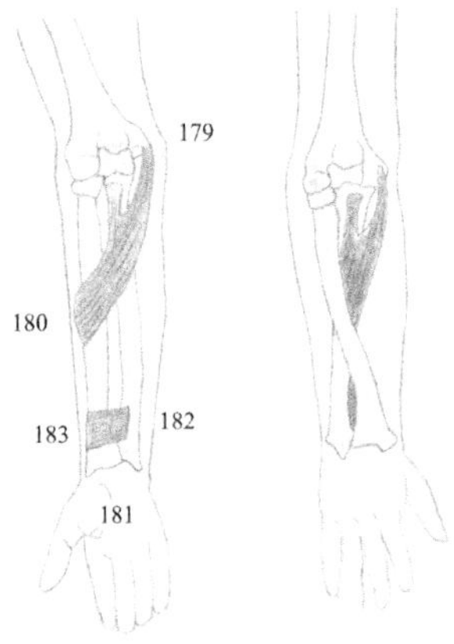

MÚSCULOS SUPINADORES

MÚSCULO SUPINADOR (Supinador corto) **(184)**

O. Epicóndilo humeral, ligamento lateral y anular del radio(185)

I. Mitad proximal lateral y posterior del radio, algunas fibras parten de los ligamentos lateral y anular del radio. (186)

F. Su función principal es la supinación, pero también participa en la flexión del codo.

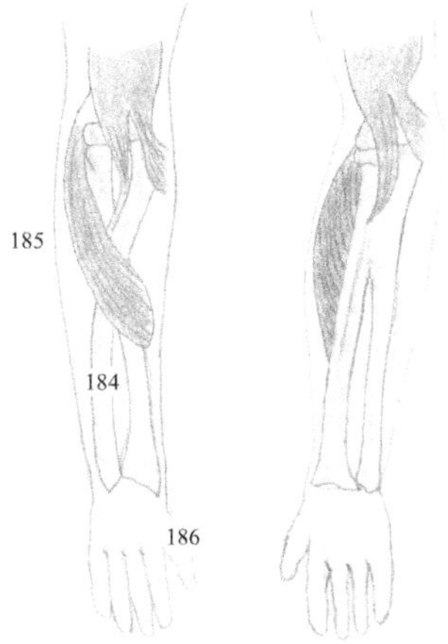

Ambos grupos de prono-supinadores pueden dar un problema muy común que es el conocido "codo de tenista", dolencia en la que debido a la gran tensión soportada en este deporte en las inserciones epicondíleas suelen producirse desgarros e inflamaciones en esas zonas.

4.5. APARATO LOCOMOTOR PASIVO DE LA MANO

4.5.1. Articulación del carpo

El carpo está formado por 8 huesos que se articulan en dos filas superpuestas respectivamente y están formadas por 4 huesos cada una, de manera que se distinguen dos articulaciones, una proximal y otra distal.

Articulación radiocubitocarpiana.- (187) Es la articulación proximal considerada como una condiloartrosis, por tanto, con dos ejes de movimiento: Flexión-extensión y abducción-aducción).

Articulación mediocarpiana.- (188) Es la articulación distal de la mano y en ella se articulan la 1ª y 2ª fila del carpo a modo de articulación en forma de S.

Esta disposición permite aumentar la movilidad del carpo que sin estas articulaciones sería un todo muy rígido, así la flexión en la muñeca puede desarrollarse en mejor grado gracias a la articulación radiocarpiana mientras que la extensión se desarrolla más en la medioacarpiana.

En la fila proximal tenemos: el escafoides (189), semilunar (190), piramidal (191) y pisiforme (192).

En la fila distal están el trapecio (193), trapezoide (194), hueso grande (195), y ganchoso. (196)

Vista palmar de los huesos del carpo de la mano derecha.

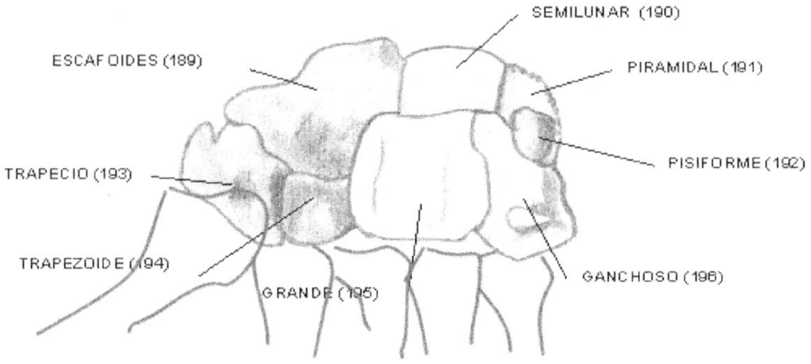

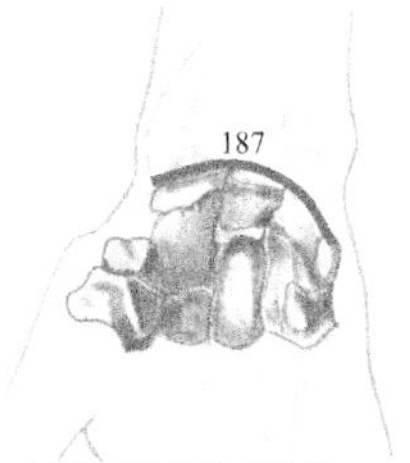

VISION PALMAR

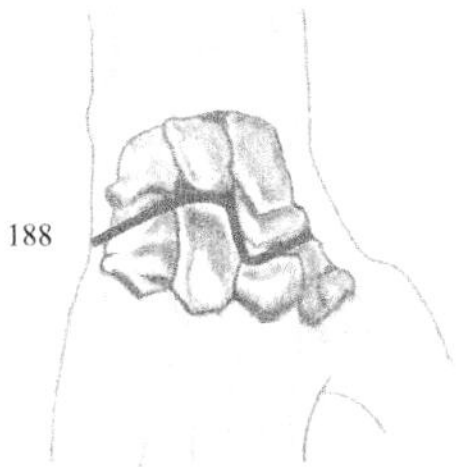

VISIÓN DORSAL

Los huesos del carpo se articulan entre ellos por medio de carillas laterales revestidas de cartílago hialino. Están sujetos por una serie de ligamentos muy variados que no serán objeto de estudio en este trabajo.

4.5.2. Metacarpo y falanges

Se distinguen cinco columnas óseas, formadas por un metacarpiano y las tres falanges, que dan lugar a los dedos, excepto en el caso del pulgar que posee dos falanges solamente.

Tanto los metacarpianos, como las falanges son huesos largos y por tanto tienen una epífisis proximal, una diáfisis y una epífisis distal, estas se conocen con el nombre de *base*, (197) *cuerpo* (198) y *cabeza* (199) respectivamente.

Las bases se articulan con los huesos del carpo, mientras que la cabezas tienen una superficie articular redondeada para articular con la base de las falanges. El radio de estas cabezas es diferente, de manera que es mayor hacia el lado palmar que hacia el lado dorsal y distal, así cuando se produce la flexión, los ligamentos laterales, que unen esta articulación, se tensan más y la articulación se estabiliza mejor, ya que normalmente la prensión o toma de objetos se realiza por la flexión de palma y dedos de la mano.

En lo referente a las falanges distinguimos:

La *falange proximal* (200) la base tiene una carilla articular cóncava y redondeada para adaptarse a la cabeza del metacarpiano que es esférica.

En el caso de las *falanges medias* (201) las carillas articulares tienen forma de diábolo o polea.

En la falange distal la cabeza termina en un tubérculo.

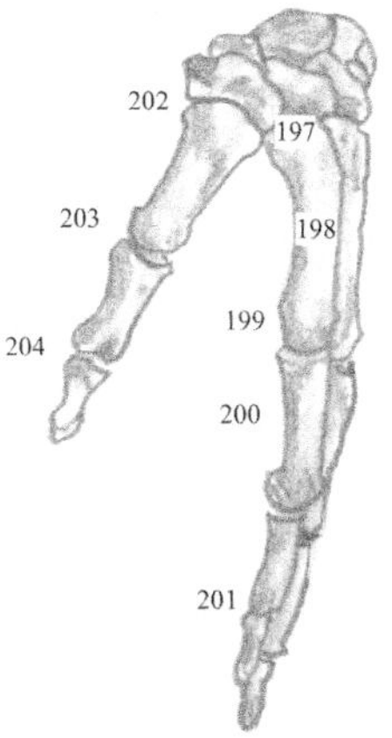

ARTICULACIONES DE LOS DEDOS

ARTICULACIÓN CARPO METACARPIANA DEL PULGAR. (202)

Está formada por una articulación en encaje recíproco, y a una cápsula articular laxa.

En ella se articulan el trapecio con la base del 1er metacarpiano. Como su nombre indica se trata de dos carillas articulares en forma de silla de montar contrapuestas, lo que da lugar a dos ejes de movimiento el de abducción-adducción y el de oposición-reposición del pulgar.

Se trata de una articulación muy importante para la evolución de la especie humana ya que la oposición del pulgar a los restantes dedos.

Aparte de la articulación en encaje recíproco, el pulgar también cuenta con una articulación metacarpo-falángica troclear (203) y otra interfalángica (204) con un grado de movimiento igualmente.

ARTICULACIONES DE LOS RESTANTES DEDOS. (205)

Los dedos tienen una articulación de base o metacarpo falángica (206) y otras media y final interfalángica, (207) estas últimas son trocleares permitiendo sólo movimientos de flexoextensión.

La articulación distal metacarpofalángica (208) es una enartrosis pero no puede actuar como tal debido a los ligamentos laterales que limitan el movimiento de rotación, de manera que sólo se pueden realizar movimientos de flexo-extensión (agarrar y soltar) o/y de abducción-aducción (abrir y cerrar dedos).

A continuación daremos un breve repaso de los principales músculos extrínsecos de los dedos y muñeca, pues quedan fuera de objeto en este trabajo, el estudio de la musculatura intrínseca de los dedos, estos son unos pequeños músculos que están entre los metacarpianos y que dan forma a la palma de la mano.

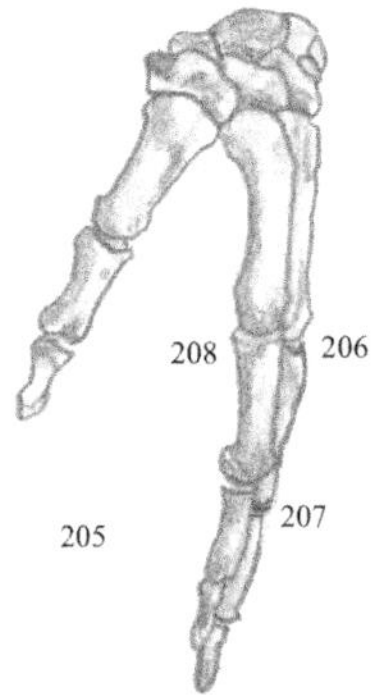

4.6. APARATO LOCOMOTOR ACTIVO DEL ANTEBRAZO Y MANO

MÚSCULOS FLEXORES DEL CARPO

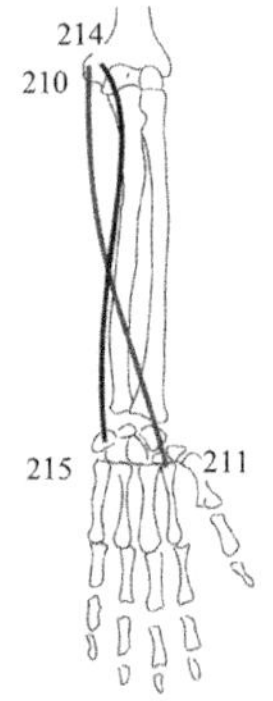

PALMAR MAYOR (209)

O. Epitróclea (210)

I. Base del segundo metacarpiano (211)

F. Flexión de muñec205 débil flexor de codo y pronador

CUBITAL ANTERIOR (212)

O. Epitróclea y olécranon (214)

I. Pisiforme y ganchoso (215)

F. Flexor de la articulación carpiana, y débil flexor del codo.

MÚSCULOS FLEXORES EXTRÍNSECOS DE LOS DEDOS

FLEXOR COMÚN PROFUNDO DE LOS DEDOS (216)

O. Diáfisis anterior del cúbito y membrana interósea (217)

I. Se desdobla en cuatro tendones que tras pasar bajo el retináculo de los flexores, se insertan en la base de la tercera falange de los dedos 2º a 5º (218)

F. Es un flexor de la tercera y última falange sobre el resto de la mano.

FLEXOR COMÚN SUPERFICIAL DE LOS DEDOS (219)

O. Tiene dos porciones una cubital que viene de la epitróclea y otra radial que parte de la diáfisis anterior del radio. (220)

I. Termina en cuatro tendones que tras pasar bajo el retináculo de los flexores, se desdoblan en dos inserciones una a cada lado de la base de la segunda falange. (221)

F. Es un flexor de la 2ª falange sobre el resto de la mano, participa también en la flexión carpiana y débilmente en la del codo.

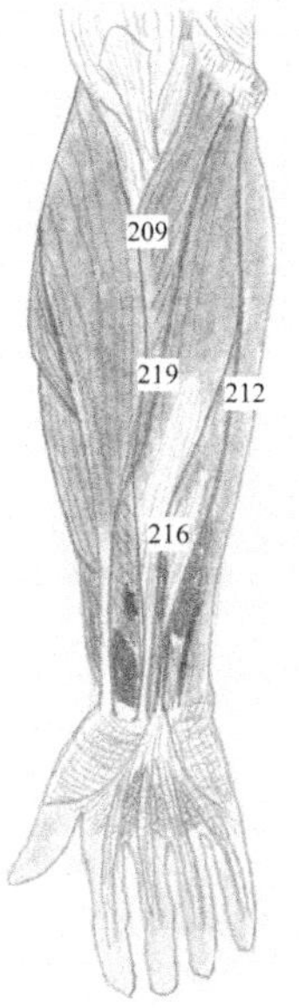

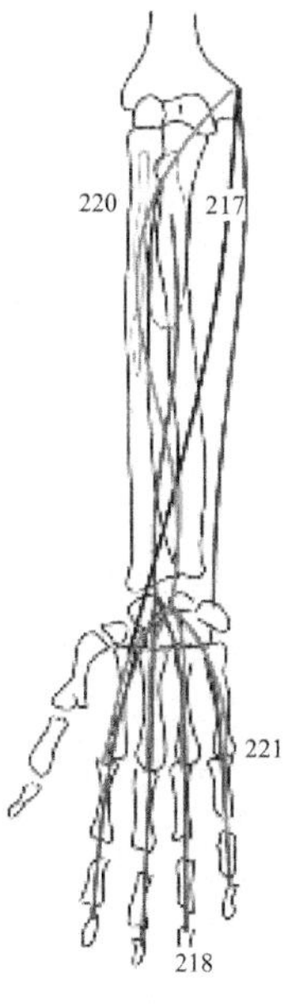

MÚSCULOS EXTENSORES DEL CARPO

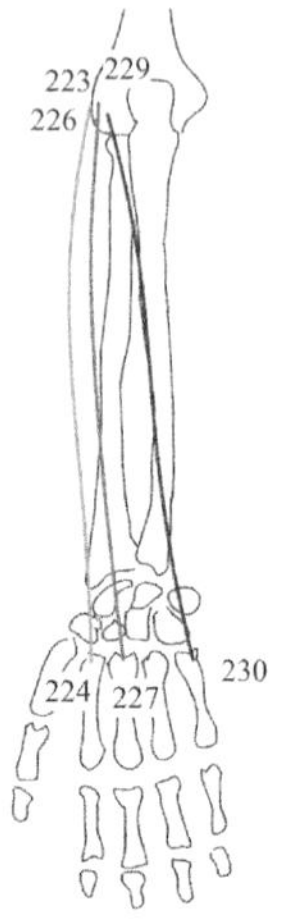

PRIMER RADIAL (222)

O. Cara distal y lateral del húmero (223)

I. Cara posterior de la base del 2º metacarpiano (224)

F. Extensión de la muñeca y flexión radial.

SEGUNDO RADIAL (225)

O. Epicóndilo del húmero (226).

I. Base del 3er metacarpiano (227).

F. Extensión carpiana.

CUBITAL POSTERIOR (228)

O. Epicóndilo(229).

I. Cara posterior de la base del 5º metacarpiano (230).

F. Extensión carpiana y flexión cubital.

MÚSCULOS EXTENSORES EXTRÍNSECOS DE LOS DEDOS

EXTENSOR COMÚN DE LOS DEDOS (231)

O. Cara posterior del epicóndilo (232).

I. Se desdobla en cuatro tendones que tras pasar bajo el retináculo de los extensores se insertan en cada una de las caras posteriores de las bases, de cada una de las tres falanges de los dedos 2º a 5º (233).

F. Extensión de los dedos y sinergista en la extensión carpiana.

EXTENSOR PROPIO DEL INDICE (234)

O. Mitad distal posterior del cúbito (235).

I. Se une al tendón del extensor común de los dedos a nivel del 2º dedo. (236).

F. Sinérgico con la extensión del flexor común de los dedos y abduce el índice.

EXTENSOR LARGO DEL PULGAR (237)

O. Cara posterior de las diáfisis de cúbito y radio y membrana interósea (238)

I. Base de la falange distal del pulgar (239)

F. Realiza la abducción del pulgar.

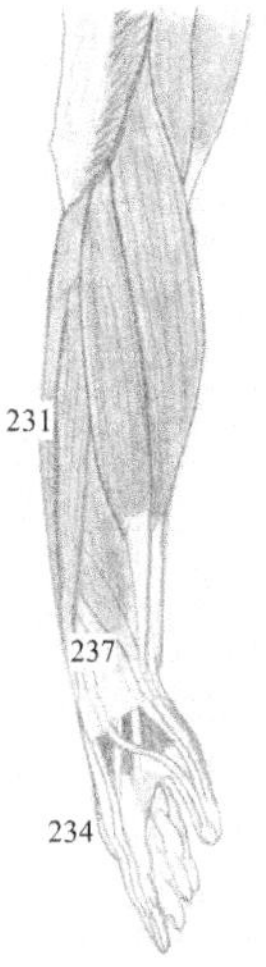

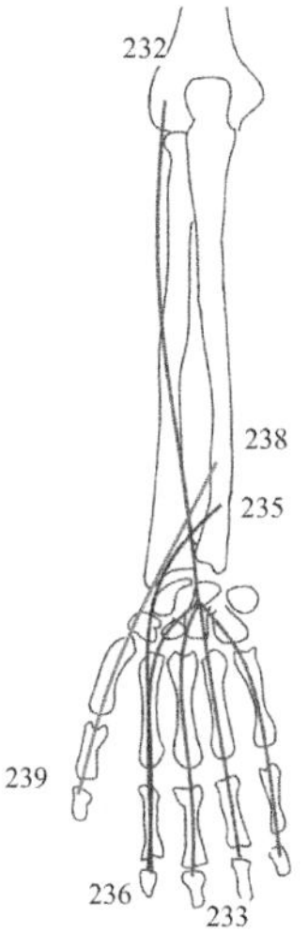

MÚSCULOS FLEXO-EXTENSORES DE LA MUÑECA Y MANO	
ACTIVACIÓN Y FORTALECIMIENTO	FLEXIBILIZACIÓN
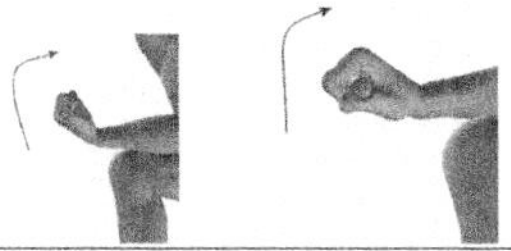	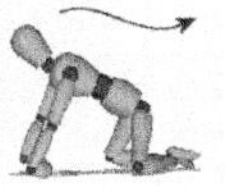

5 EXTREMIDAD INFERIOR

5.1. APARATO LOCOMOTOR PASIVO DE LA CINTURA PÉLVICA Y MUSLO

CINTURA PÉLVICA.- La pelvis ósea consta de los dos huesos coxales, el hueso sacro y el hueso coccígeo.

HUESO COXAL.- (240)

En la *cavidad cotiloidea* o *fosa acetabular.* (241) sinostosan el *pubis, ilion e isquion*, que conforman el hueso coxal. Esta recibe la cabeza del fémur, dando lugar a la *articulación coxo-femoral*. Está parcialmente recubierta de cartílago. Debajo del cótilo o fosa acetabular hay un orificio que en el hombre es ovalado y en la mujer es casi triangular, es el denominado *orificio obturador* (242). Lo cierra la membrana obturatriz que sólo posee un canal para el paso de vasos y nervios.

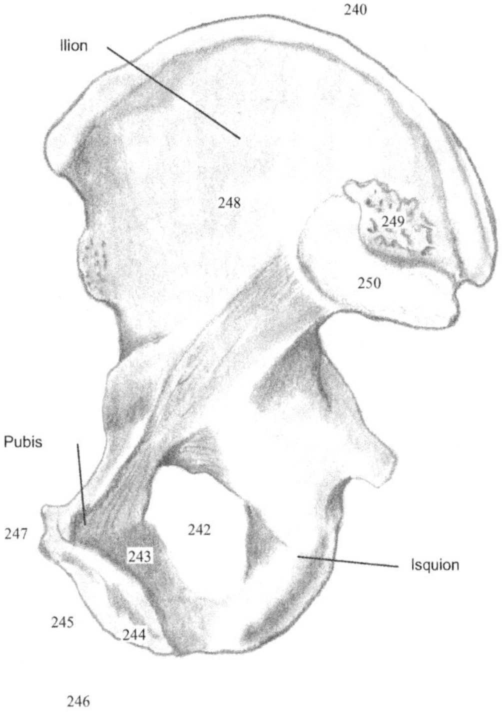

PUBIS.- En este se distingue un *cuerpo óseo* (243), con una *rama superior* (244) y otra *inferior* (245). En la rama inferior, en sentido interno, encontramos la *sínfisis del pubis,* (246) y por encima la *espina púbica* (247).

ILION.- En su cara interna está la *fosa ilíaca (248)* y en sentido posterior encontramos la tuberosidad ilíaca (249) y debajo de esta, la *superficie auricular.* (250) Recubierta de cartílago hialino, constituye la carilla articular de la articulación sacroilíaca, unida por fuertes y numerosos ligamentos.

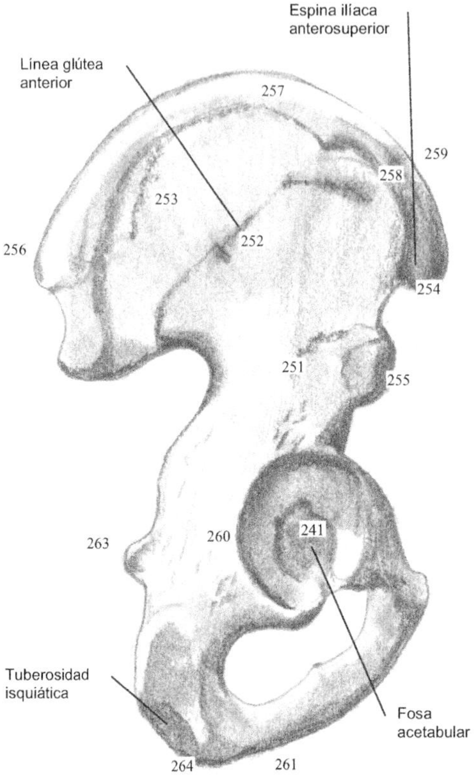

Por su cara externa discurren tres líneas rugosas, la *línea glútea inferior* (251), la *línea glútea anterior* (252) y la *línea glútea posterior* (253). Rugosidades que limitan el origen de los tres glúteos.

Desde el borde anterior se distinguen diversos salientes sobre los que se insertan tendones de diversos músculos. La *espina ilíaca anterosuperior* (254) es el lugar de inserción del sartorio, mientras que bajo esta la *espina ilíaca anteroinferior* (255) que sirve de inserción al recto anterior del cuadriceps.

Desde la espina ilíaca anterosuperior a la espina iliaca posterosuperior. (256) está la *cresta ilíaca* (257), que discurre en dos labios uno externo (258) y otro interno. (259)

ISQUION.- El isquion está formado por el *cuerpo del isquion* (260) y la *rama isquiática* (261) que junto con las ramas del pubis conforman el *agujero obturatriz.* (262) En sentido posterior encontramos la *espina isquiática* (263) y bajo esta, hacia la cara externa, está la *tuberosidad isquiática* (264), lugar para la inserción de músculos y el apoyo de la cadera cuando nos sentamos.

FÉMUR

Es el hueso más largo del cuerpo, consta de un cuerpo o diáfisis y dos extremos o epífisis.

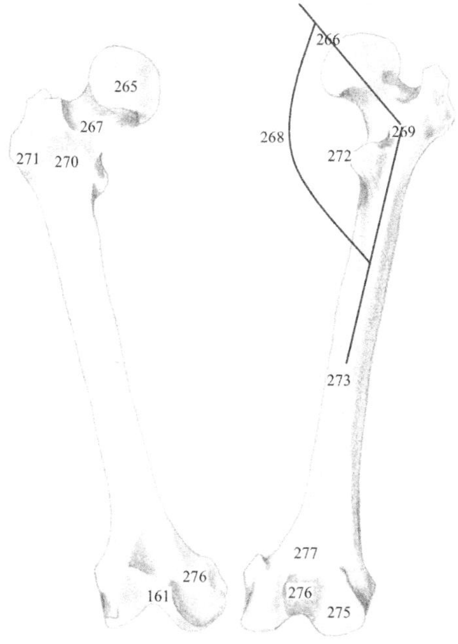

En la epífisis proximal, encontramos, la *cabeza del fémur* (265), es esférica (enartrosis) y está cubierta por cartílago hialino, excepto por en la *fóbea o fosita del ligamento redondo.* (266)

La unión entre la epífisis y la diáfisis se realiza por el denominado *cuello anatómico del fémur* (267), que forma un ángulo con la diáfisis, más cerrado (contrastar esto) en las mujeres que en los hombres, el ángulo *cérvico-diafisiario.* (268)

La transición del cuello a la diáfisis está marcada, en la cara posterior por la *cresta intertrocantérea* (269) y en la cara anterior por la línea *intertrocantérea* (270), la cual une el *trocánter mayor* (271) más superolateral y el *trocánter menor* (272) en situación más medial y posterior.

La diáfisis del fémur es triangular distinguiéndose tres caras una anterior otra interna y otra externa. Toda la parte trasera del fémur está recorrida por la *línea áspera* (273), una cresta doble que se bifurca tanto proximal como distalmente y en la que se insertan 9 músculos.

En la epífisis distal se encuentran los *cóndilos*, uno *interno* (274) y otro *externo.* (275) Ambos están unidos por la *faceta rotuliana,* (161) una carilla articular para la rótula; por detrás están separados por la *fosa intercondílea* (276) y sobre esta se distingue el *triángulo poplíteo.* (277)

RÓTULA O PATELLA. (278)

Es un hueso sesamoideo aplanado y de forma triangular, con el vértice orientado en sentido caudal. En la cara posterior se encuentra una zona recubierta de cartílago hialino, para adaptarse a los cóndilos en forma de tejado a dos aguas, por la cara anterior la rótula es rugosa a fin de que el tendón rotuliano pueda adherirse a ella.

La función de este hueso es servir de polea al tendón del cuádriceps el cual al reflejarse sobre la rodilla, encontraría una grandísima fricción, de esta forma la rótula, al estar recubierta de cartílago, absorbe dicho rozamiento.

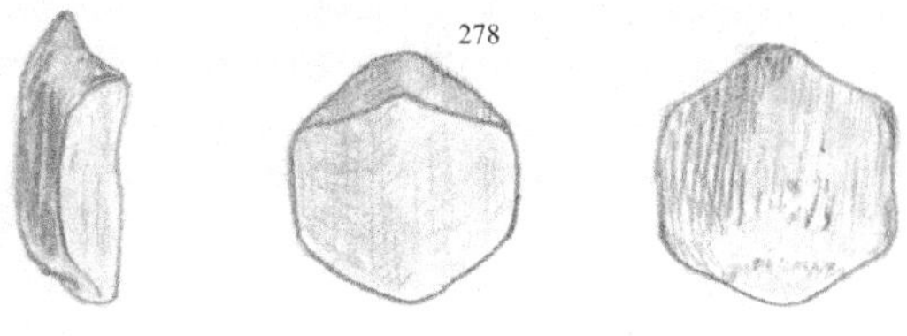

5.1.1. Articulación de la cadera o coxofemoral

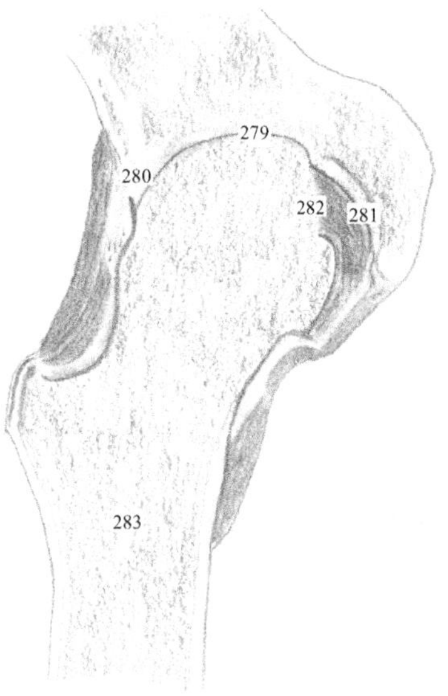

Esta articulación pone en contacto la cara semilunar (279) de la cavidad cotiloidea y la cabeza del fémur. Recubiertas de cartílago, la cavidad se amplía más allá del ecuador por las *cejas cotiloideas.* (280)

De la lámina *cuadrilátera del acetábulo* (cavidad cotiloidea o cótilo), sale el *ligamento redondo* (281) hacia *la fóbea* o *fosita* del ligamento redondo, (282) que une la cabeza del fémur al coxal.

La cápsula articular cubre la articulación desde la ceja cotiloidea hasta la línea intertrocantérea (283) y por detrás no llega a la cresta intertrocantérea.

LIGAMENTOS DE LA ARTICULACIÓN DE LA CADERA

Cara anterior

* LIGAMENTO ILIOFEMORAL (284). Va desde el borde acetabular hacia la línea intertrocantérea. Es anterior y está formado por dos haces de fibras en forma de V invertida, cuya función es la de frenar la retroversión de la pelvis (rama vertical) y la aducción excesiva (rama horizontal). Es un ligamento muy potente.

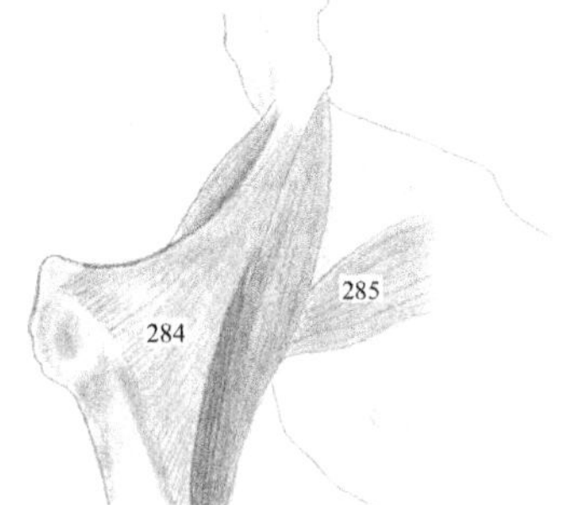

* LIGAMENTO PUBIOFEMORAL (285). Situado en una posición anterior refuerza la cápsula articular y evita la excesiva abducción coxofemoral.

Cara posterior

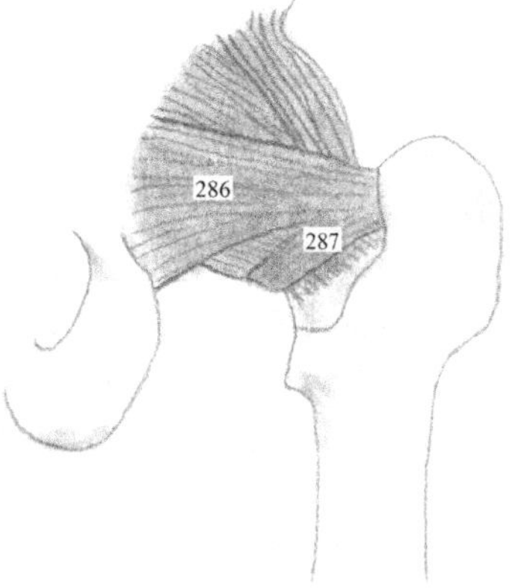

* LIGAMENTO FEMORAL (286).- Localizado en una posición posterior limita la retroversión y además la rotación interna del fémur.

* LIGAMENTO ANULAR (287).- Está situado rodeando el cuello del fémur con lo que la cabeza del fémur queda dentro de ese "ojal" que le impide la salida de la cavidad acetabular.

Este junto con la ceja cotiloidea y la presión del aire (vacío) mantienen el contacto entre la cabeza del fémur y el acetábulo. No así el ligamento redondo que tiene una cierta longitud para permitir los movimientos, pero limita la luxación de la cadera.

5.2. APARATO LOCOMOTOR ACTIVO DE LA CADERA

Cara ventral.

M. PSOAS MAYOR. (288)

O. Nace en las vértebras D.12 a L.5, un fascículo en las apófisis transversas y otro en las caras laterales de los cuerpos vertebrales. (289)

I. Trocánter menor. (290)

M. ILÍACO. (291)

O. A lo largo de la cresta iliaca hasta espina anteroinferior. (292)

I. Trocánter menor

Algunas veces ambos músculos se han descrito como el psoas iliaco, pues sus inserciones van al trocánter menor, y desempeñan una acción conjunta sobre el fémur, sin embargo debemos observar que el iliaco es un músculo monoarticular mientras que el psoas mayor es poliarticular pues nace a lo largo de la columna lumbar, de manera que su acción puede tener repercusiones sobre las articulaciones lumbares, de hecho esto es lo que ocurre si intentamos fortalecerlo indiscriminadamente. Es por tanto necesario no trabajar el fortalecimiento de estos flexores de cadera en personas con cierto grado de hiperlordosis lumbar, ya que aumentaríamos sin duda este grado de curvatura patológica.

Por eso que este músculo no suele trabajarse específicamente, pues se activa suficientemente al andar, correr, saltar, subir escaleras, etc.

Esta es la razón por la que los ejercicios de abdominales se deben realizar con piernas flexionadas y con un movimiento en el que la columna lumbar no tenga que levantarse del suelo, así acercamos los extremos del psoas y aislamos mejor el esfuerzo sobre los músculos abdominales.

F. Precisado lo anterior, las funciones del *psoas ilíaco* son:

* - anteversor o flexor de la cadera

- aductor

-rotador externo

* Si tenemos la pierna fijada al suelo actúa en la flexión lateral y hacia delante.

* Trabaja antagónicamente a la musculatura glútea.

* En el ámbito deportivo podemos decir que interviene de forma importante en la patada de fútbol, en la elevación de la rodilla cuando corremos, en el salto de altura o en elementos de gimnasia en los que hay que mantener la cadera flexionada, o en el último paso del lanzamiento de jabalina, donde la pierna se fija en el suelo y el tronco se impulsa hacia delante.

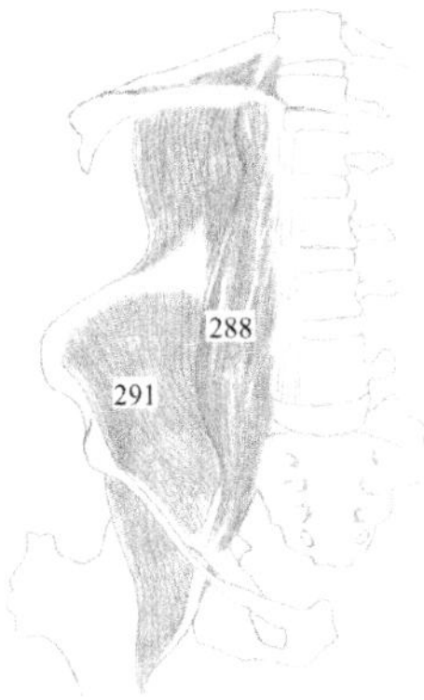

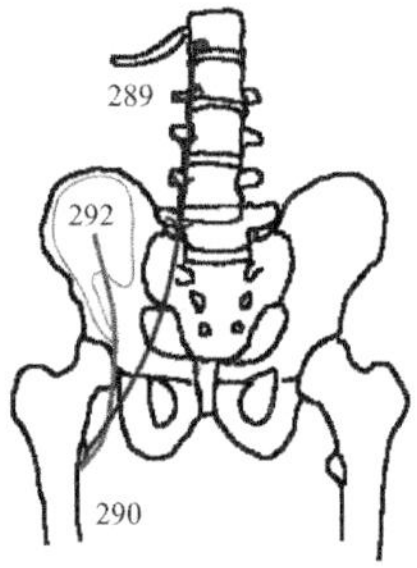

Como hemos dicho, en la aplicación deportiva, debemos saber que el entrenamiento de fuerza de este grupo muscular somete a esfuerzo a los puntos de origen (las vértebras lumbares). Esto a su vez se previene fortaleciendo la musculatura abdominal. Por eso el grupo psoas ilíaco no debe someterse a un fortalecimiento excesivo, mientras las cargas puedan ser compensadas por los músculos abdominales.

En caso necesario de entrenar este grupo muscular podemos realizar los siguientes ejercicios.

En el primer tercio de la incorporación se trabaja fundamentalmente la musculatura abdominal, el resto del movimiento se produce en la articulación de la cadera y por tanto fortalece el psoas-ilíaco.

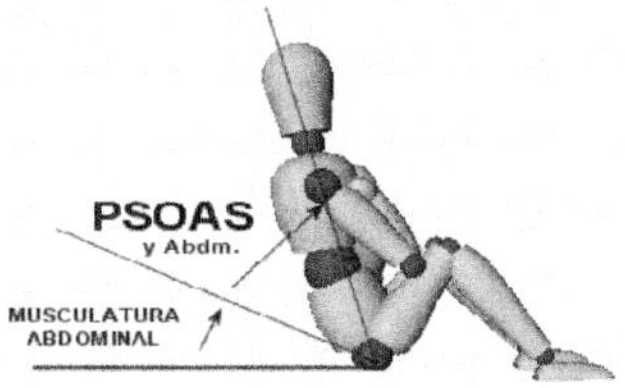

MUSCULO PSOAS ILÍACO	
ACTIVACIÓN Y FORTALECIMIENTO	FLEXIBILIZACIÓN
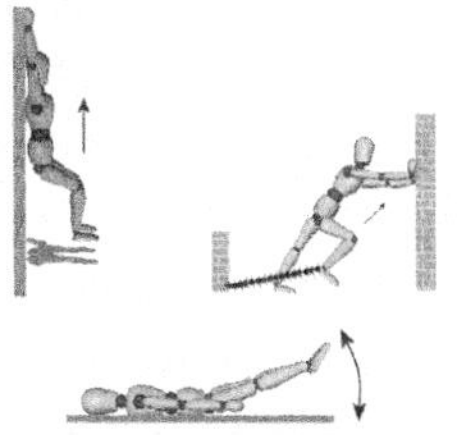	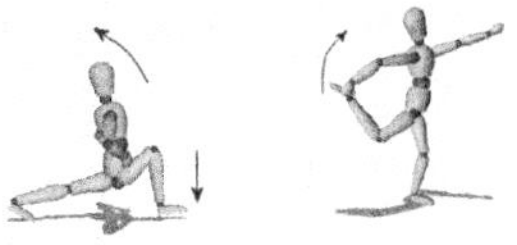

M. TENSOR DE LA FASCIA LATA. (294)

O. Espina ilíaca anterosuperior (295)

I. Se continúa hacia la fascia lata, que se inserta en el cóndilo externo de la tibia. (296)

F. Abduce la cadera o la flexiona.

Con la pierna en apoyo ayuda a la flexión del tronco hacia el lado del músculo contraído. Posee también una función de refuerzo del muslo.

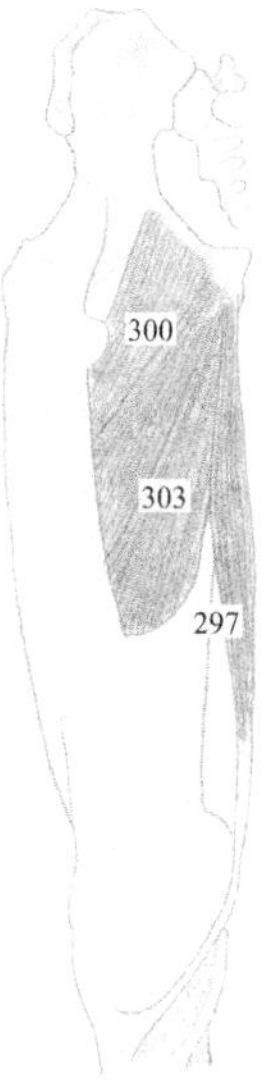

(Existen otros músculos que también ejercen acciones sobre la cadera que serán vistos posteriormente, nos referimos al recto anterior del muslo y al sartorio).

MÚSCULOS ADUCTORES DE LA CADERA

Plano superficial

M. RECTO INTERNO (297)

O. Rama inferior del pubis (298)

I. Pata de ganso (sartorio y semitendinoso) en la tuberosidad interna de la tibia. (299)

F. Es un músculo biarticular y por tanto posee una función aductora sobre la articulación coxofemoral y un efecto flexor en la articulación de la rodilla.

Puede también ayudar a la rotación interna de cadera y a la breve rotación de rodilla en flexión.

M. PECTÍNEO (300)

O. Rama superior del pubis (301)

I. Cresta pectínea del fémur (302)

F. Tiene una función aductora de la cadera y es sinergista tanto en la flexión como en la rotación externa de la cadera.

M. ADUCTOR CORTO (303)

O. Rama inferior del pubis, cerca de la sínfisis pubiana. (304)

I. Tercio superior del labio interno de la línea áspera del fémur. (305)

F. Adductor y débil flexor de la cadera.

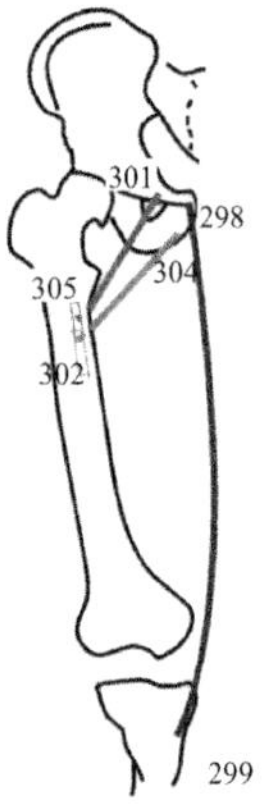

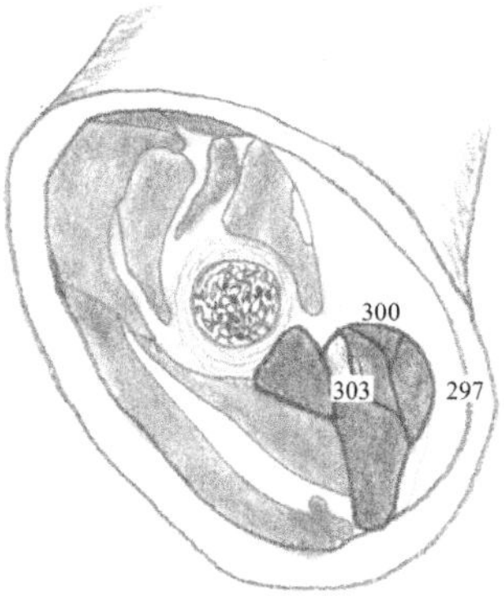

Plano medio

ADDUCTOR MENOR. (306)

O. Rama inferior del pubis (307)

I. Labio interno de la línea áspera (308)

F. Aducción y rotación externa de la articulación de la cadera

Plano profundo

ADDUCTOR LARGO. (309)

O. Rama superior del pubis (310)

I. Tercio medio del labio interno de la línea áspera. (311)

F. Es un aductor y rotador externo, puede además realizar una anteversión leve, (flexión).

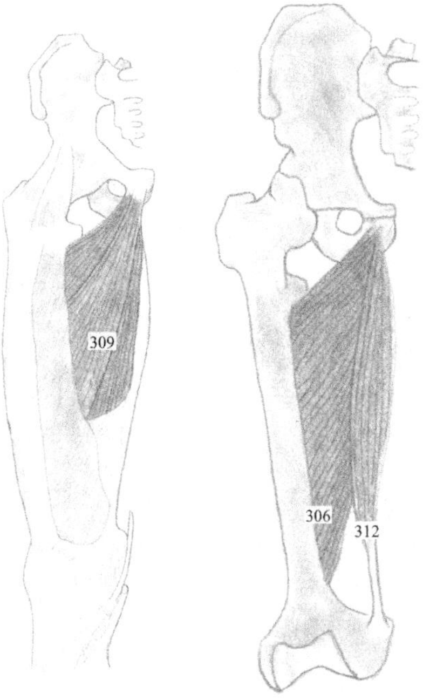

ADDUCTOR MAYOR. (312)

O. Rama inferior del pubis, e isquion hasta tuberosidad isquiática (313)

I. Un fascículo va al labio interno de la línea áspera y otro al epicóndilo interno del fémur. (314)

F. Es el aductor más fuerte, también posee un efecto rotador interno, por medio de la *inserción tendinosa inferior.* (315)

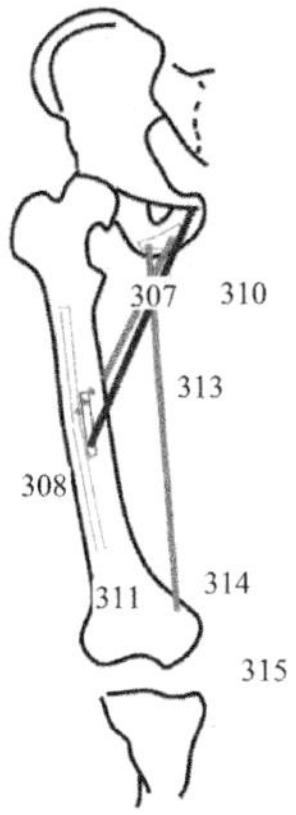

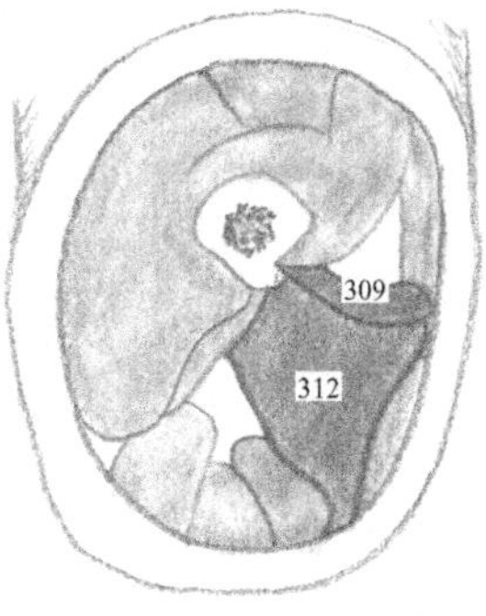

Es de destacar en la acción de estos músculos, tanto su función dinámica como estática sobre la articulación coxofemoral. En cuanto a la *función dinámica* hemos visto que la principal es la aproximación de las piernas, pero pueden ayudar también a la flexión y extensión de la articulación coxofemoral cuando el fémur se sale del plano frontal. Por otra parte la *función estática* permite regular la posición de la pelvis cuando nos encontramos en equilibrio en la posición bípeda.

MÚSCULOS ADUCTORES DE LA CADERA	
ACTIVACIÓN Y FORTALECIMIENTO	FLEXIBILIZACIÓN
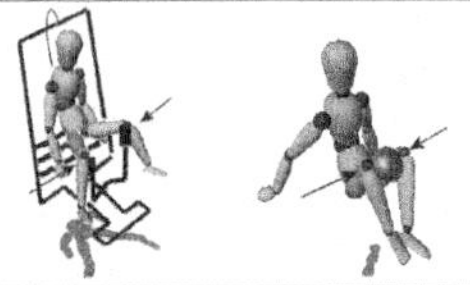	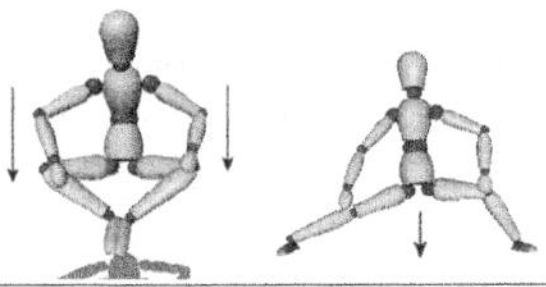

MÚSCULOS LATERALES Y POSTERIORES DE LA CADERA

GRUPO DE LOS ABDUCTORES

M. GLÚTEO MAYOR (316)

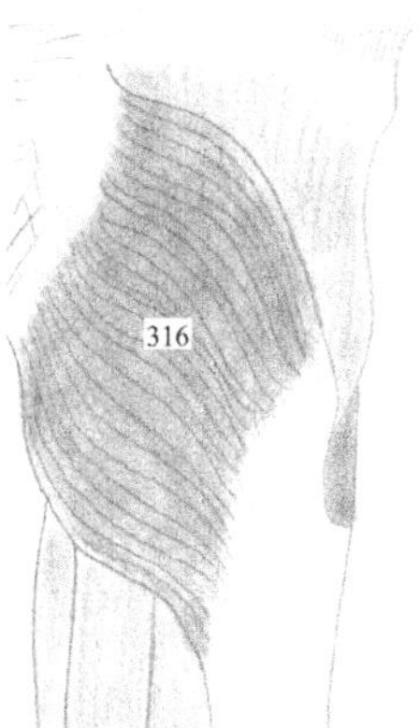

O. Zona posterior de la cresta ilíaca, (317) espina ilíaca posterosuperior, (318) sacro (319) y ligamento sacrotuberoso,(320) línea semicircular posterior del hueso ilíaco(321)

I. Fascia lata o tracto iliotibial, tuberosidad glútea. (322)

F. a) *Funciones dinámicas*:

* *Extensión* de la articulación coxofemoral. ej. al levantarse de cuclillas o sentado, en la fase de impulso de la carrera y el salto, al subir escalones.

* *Rotación externa* de cadera. Es un fuerte rotador externo.

* *Abducción* de cadera. Sobre todo con la porción superior.

* Con la porción inferior, que se inserta en la tuberosidad glútea del fémur puede actuar como aductor.

b) *Funciones estáticas:*

* A parte de estas tareas dinámicas, al insertarse en la fascia lata proporciona un refuerzo sobre el muslo.

* Evita la caída del tronco adelante.

* Estabiliza la posición de la pelvis.

* Es sinérgico a los músculos abdominales, pues ayudan a la retroversión de pelvis, así pues si se produjera su debilitamiento podría aumentarse la lordosis lumbar. Es decir una ejercitación apropiada, puede ayudar a corregir o mantener la lordosis lumbar fisiológica.

M. GLÚTEO MEDIANO (323)

O. Fosa ilíaca externa entre la línea semicircular anterior y la posterior, llegando hasta la cresta ilíaca en un tendón plano. (324)

I. Trocánter mayor. (325)

F. *Abducción* de cadera.

. Si fijamos el pie flexiona el tronco hacia el mismo lado del músculo contraído.

. Durante la marcha y carrera evita que el tronco caiga excesivamente al lado contrario del apoyo, a fin de mantener el tronco erguido.

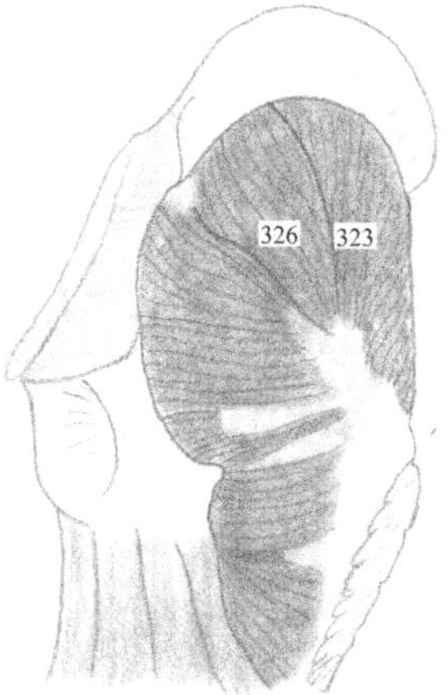

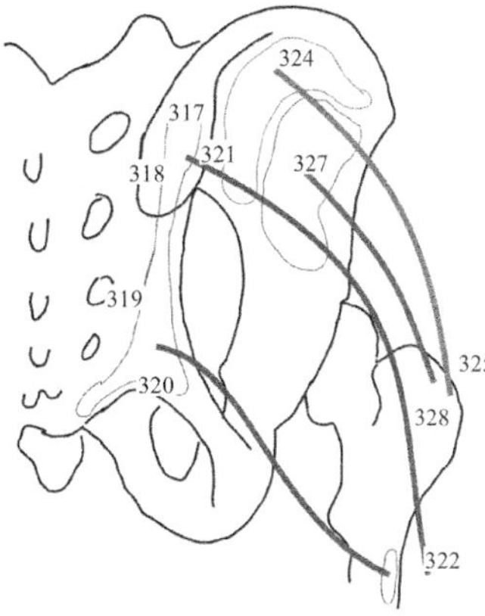

M. GLÚTEO MENOR (326)

O. Cara lateral del ilion, entre la línea glútea anterior y la inferior. (327)

I. Trocánter mayor (328)

F. Función parecida al glúteo mediano.

- *Abduce* el muslo.
- *Lo rota internamente.*
- y con las fascias ventrales posee una *ligera anteversión.*

GRUPO GLÚTEOS	
ACTIVACIÓN Y FORTALECIMIENTO	FLEXIBILIZACIÓN
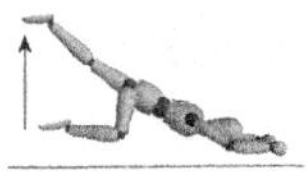 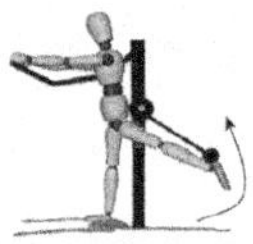	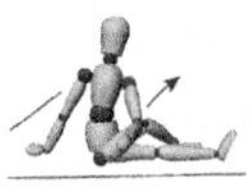 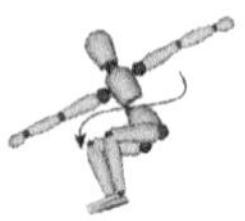

GRUPO DE LOS ROTADORES EXTERNOS

En un plano mas profundo y bajo los el glúteo mayor tenemos varios músculos que participan en el movimiento de rotación casi siempre externa de la cadera, son los rotadores externos de la cadera.

Cada uno de ellos tiene su origen e inserción pero en este trabajo no entraremos en mayor detalle y nos limitaremos a indicar que se extienden desde su origen en la pelvis y se insertan en cresta intertrocantérea del fémur. Son los siguientes:

- Músculo piramidal de las pelvis (329)
- Músculo gémino superior (330)
- Músculo gémino inferior (330b)
- Músculo obturador interno (331)
- Músculo obturador externo (332)
- Músculo cuadrado crural. (333)

F. refiriéndonos a la función conjunta, su tarea principal es la *rotación externa*, aunque en algunos se puede distinguir una función aductora.

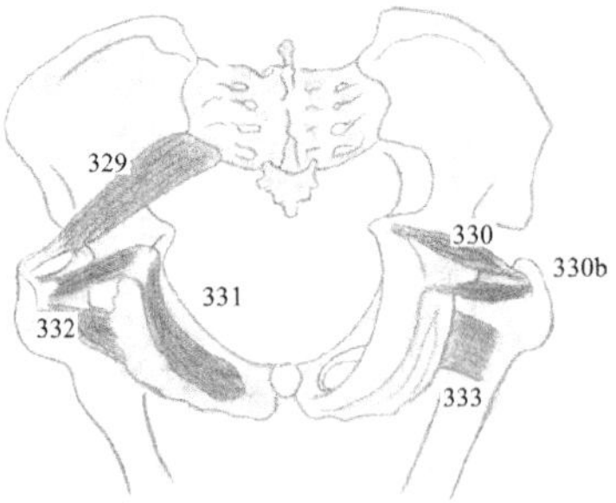

ACTIVACIÓN Y FORTALECIMIENTO.

Ejemplo de fortalecimiento de los rotadores externos:

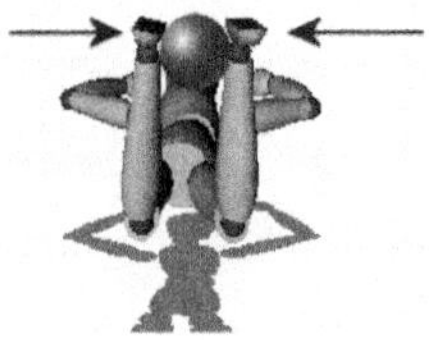

5.3. APARATO LOCOMOTOR PASIVO DE LA PIERNA

LA TIBIA

La diáfisis de la tibia tiene forma triangular, con dos epífisis muy diferentes.

En la epífisis proximal encontramos el *cóndilo interno* (334) y el *cóndilo externo* (335). Entre ambos se encuentra el *área intercondílea* (336) en la que se distinguen dos *tuberosidades intercondíleas (337).* En una vista cenital y proximal de la tibia observamos la *meseta tibial* en la que se distinguen los dos *platillos tibiales* (338), zona recubierta de cartílago hialino para descanso de los cóndilos femorales.

Debajo de los cóndilos encontramos centrada sobre la parte anterior de la tibia, la *tuberosidad de la tibia (339)* y debajo de esta comienza a transcurrir el *borde anterior (340)* de la tibia.

En este mismo extremo proximal, pero en la cara posterior, se sitúa la *carilla articular del peroné (341)*. Hacia abajo transcurre una ligera rugosidad, que es la *línea del sóleo (342).*

El extremo distal se prolonga internamente, lo cual constituye el denominado *maleolo interno* con la *faceta articular maleolar (343).* Sobre la cara interna se sitúa la *hendidura peroneal* (344) con la que el peroné se une en sindesmosis con la tibia.

A continuación tenemos la imagen anterior y posterior de la tibia derecha, así como una vista de la meseta tibial.

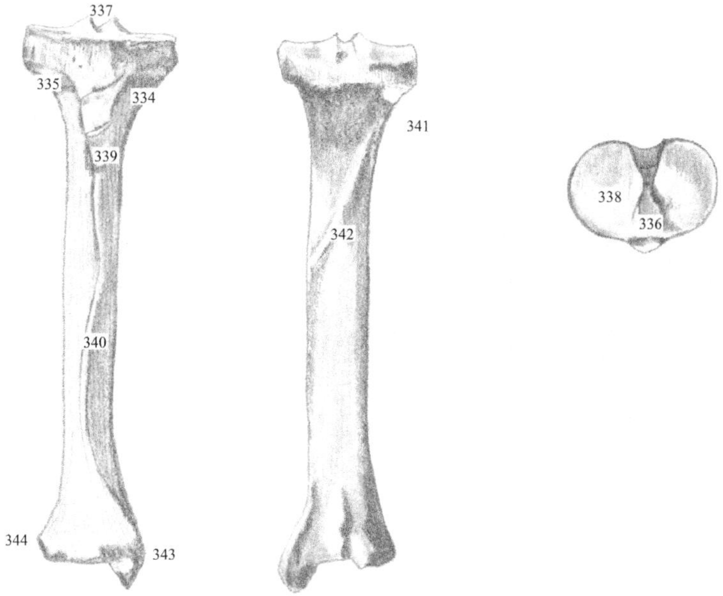

PERONÉ O FÍBULA. (345)

Es un hueso delgado y elástico. En el extremo proximal posee una carilla para articular con la tibia (346) y una pequeña tuberosidad (347) llamada vértice de la cabeza o *apófisis estiloides.*

En el cuerpo debemos resaltar el borde interóseo (348), que junto con el de la tibia, se ve unido por la *membrana interósea.*

En el extremo distal, se encuentra el gran *maleolo externo* (349), quien en su cara interna posee una carilla para articular con el astrágalo.

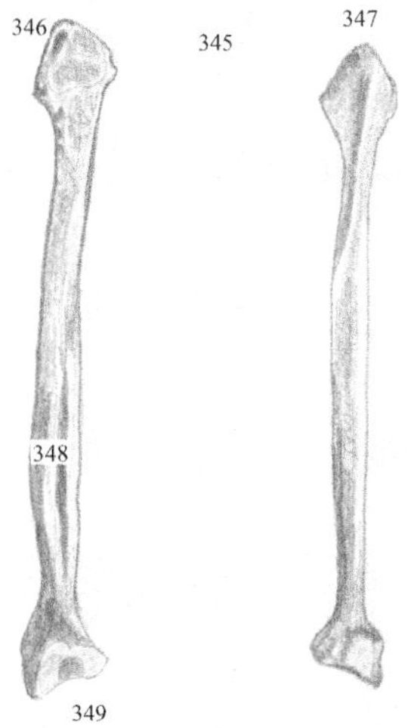

5.3.1. Articulación de la rodilla

Es la mayor articulación del cuerpo. Las caras articulares correspondientes son los cóndilos femorales, redondeados, los cuales reposan sobre los platillos tibiales, que son algo aplanados. Esta incongruencia se ve compensada por un revestimiento cartilaginoso que son los *meniscos.*

Uno es *interno* (350), este tiene un aspecto semilunar y está adherido al *ligamento colateral interno* (351). El otro, *menisco externo* (352) es casi circular, queda muy unido al hueso por los extremos, pero no está adherido a la cápsula ni al *ligamento colateral externo* (353) y por ello es más móvil.

Esta articulación posee un hueso sesamoideo, *la rótula* que se articula en la *faceta rotuliana* (354) con el fémur.

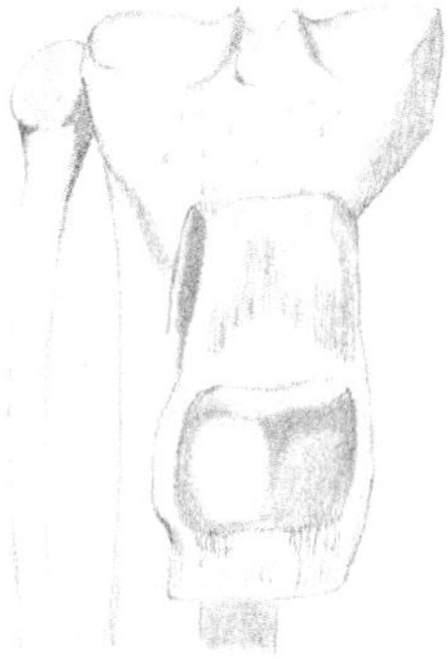

Está envuelta por una *cápsula sinovial* (355). La unión se fija por medio de una serie de ligamentos, unos dentro de la propia cápsula articular y otros por fuera de la misma:

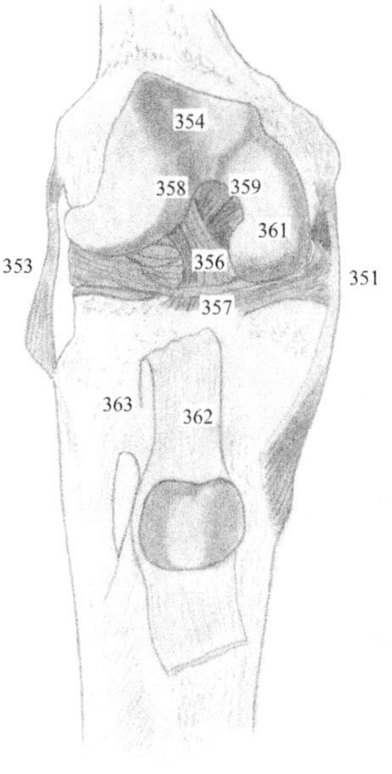

VISTA ANTERIOR RODILLA DERECHA

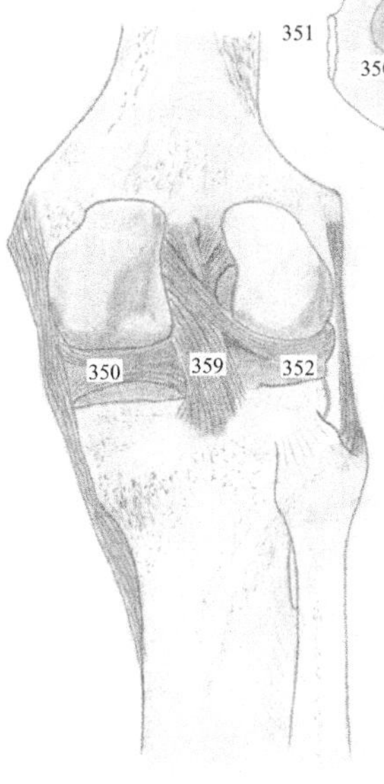

VISTA POSTERIOR RODILLA DERECHA

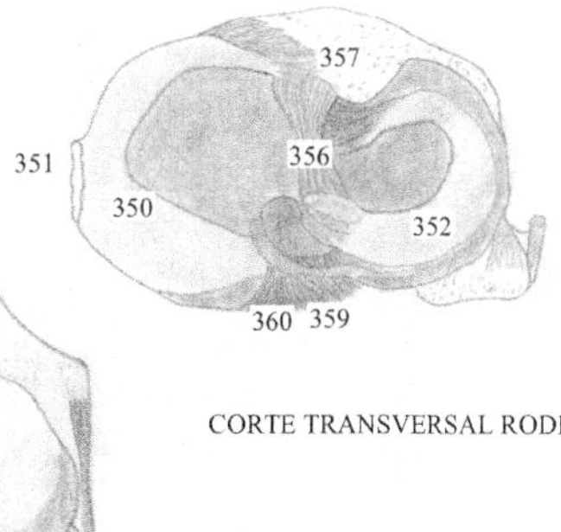

CORTE TRANSVERSAL RODILLA

Ligamentos intracapsulares:

Se trata de los denominados ligamentos cruzados, estos conforman la unión de las caras articulares cuando se produce una posición de flexión, en la cual se destensan los ligamentos laterales, además evitan que existan movimientos de deslizamiento anterior y posterior entre tibia y fémur.

a) El *ligamento cruzado anterior* (356) une el área intercondílea anterior de la tibia (357) con la superficie interna del cóndilo externo, (358) e impide que la tibia se deslice hacia delante ("cajón anterior"). Es decir, evita los movimientos en los que la pierna (tibia) se desplaza hacia delante en relación al muslo (fémur). Esto ocurre en lesiones futbolísticas cuando el jugador es pisado desde atrás sobre la pierna.

b) El *ligamento cruzado posterior* (359) se dirige desde el área intercondílea posterior de la tibia, (360) hasta la cara medial del cóndilo interno del fémur. (361) Su función es impedir que la tibia se deslice hacia atrás respecto del fémur, "cajón posterior".

Este ligamento se lesiona cuando la pierna sufre una presión hacia atrás respecto del muslo o si la rodilla es hiperextendida.

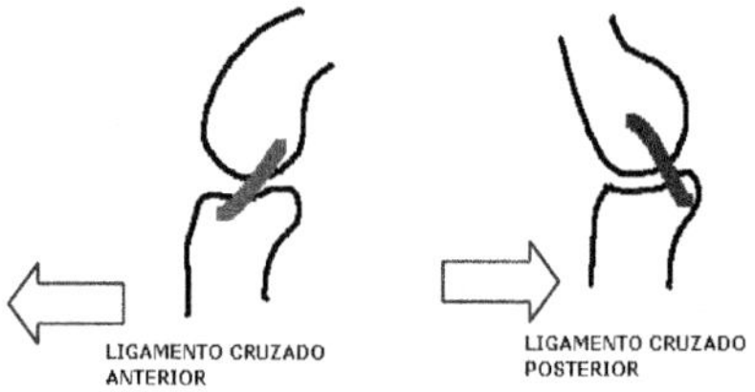

Ligamentos extracapsulares.

Ligamento rotuliano (362).- Representa la continuación del tendón del cuadriceps y va desde la rótula a la *tuberosidad de la tibia* (363).

El *ligamento colateral interno* (364) y el *ligamento colateral externo* (365) sirven para asegurar la rodilla en la extensión, pues en la flexión están relajados.

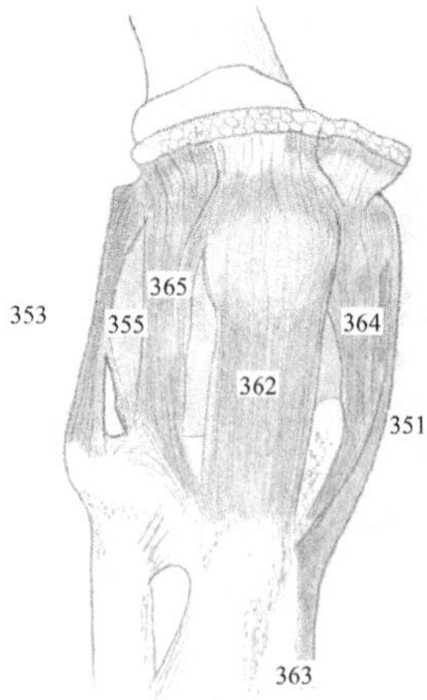

5.4. APARATO LOCOMOTOR ACTIVO DEL MUSLO

MUSCULATURA VENTRAL DEL MUSLO

M. CUADRICEPS FEMORAL (366)

Este músculo consta de cuatro fascículos, de los cuales el recto anterior es biarticular, mientras que los otros tres son monoarticulares.

ORIGEN:

RECTO ANTERIOR (367).- Espina ilíaca anteroinferior (368) y ceja cotiloidea. (369)

VASTO INTERMEDIO (370).- Tercio proximal anterior y externo del fémur (371).

VASTO INTERNO (372).- Labio interno de la línea áspera (373).

VASTO EXTERNO (374).- Trocánter mayor, en la línea intertrocantérea y labio externo de la línea áspera.

INSERCIÓN: La inserción se realiza por medio de un tendón común a los cuatro vientres del músculo que es el tendón rotuliano, el cual, tras pasar fuertemente adherido a la rótula, termina anclándose en la tuberosidad tibial anterior. (375)

FUNCIÓN: La función principal de este grupo muscular es la de extensión de la rodilla, pero con el recto anterior (o recto femoral) actúa como flexor de la articulación de la cadera.

Tiene una función primordial en los gestos que supongan una vigorosa extensión de rodilla, como es la carrera y todo tipo de saltos e impulsiones de piernas, batidos y patadas en los estilos de natación y desplazamientos y frenadas en deportes de equipo.

También es de extraordinaria importancia para la *estabilización de la rodilla,* ya que al ser una articulación bastante desprotegida y al estar sometida a grandísimos esfuerzos, se ve ayudada por el refuerzo muscular que supone una buena tonificación del cuadriceps.

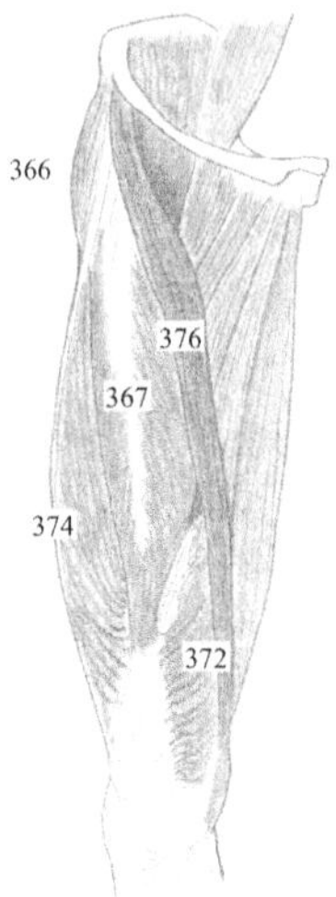

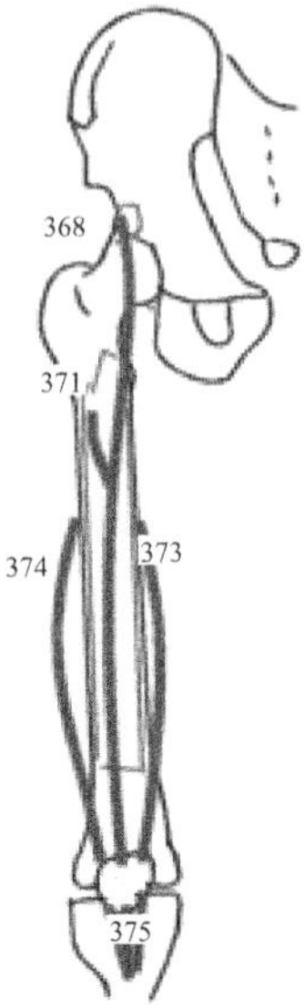

M. SARTORIO. (376)

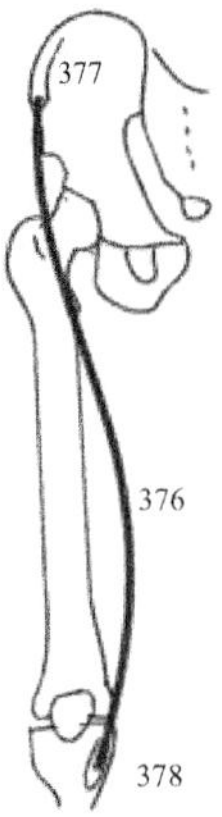

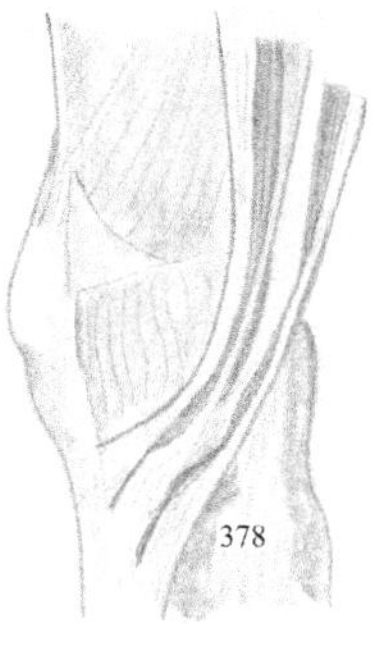

Es el músculo más largo del cuerpo humano.

O. Espina ilíaca anterosuperior. (377)

I. Área interna de la tuberosidad tibial, en la denominada "pata de ganso" (378) que es una zona en la que confluyen a modo de garra, las inserciones de tres músculos, el sartorio, el recto interno (aductor), y el semitendinoso. Por esta razón puede actuar como sinergista en la rotación interna de la rodilla cuando está flexionada.

F. Es un claro músculo biarticular realizando, por tanto dos funciones: sobre la *rodilla* actúa como *flexor*, mientras que sobre la articulación de la *cadera*, es *anteversor o flexor*, y debido a su trayecto, aquí (en la cadera) actúa como *rotador externo.*

MÚSCULO CUADRICEPS	
ACTIVACIÓN Y FORTALECIMIENTO	FLEXIBILIZACIÓN
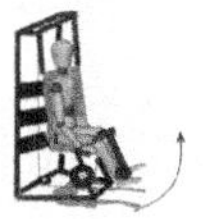	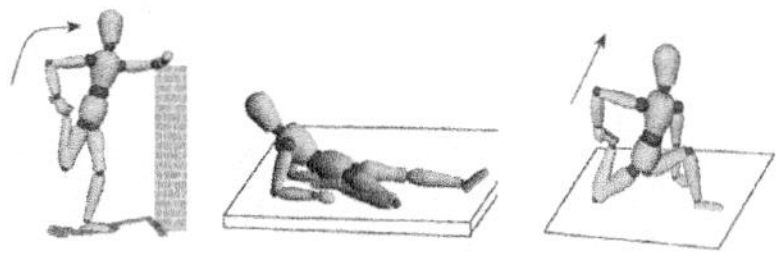

MUSCULATURA DORSAL DEL MUSLO

A este grupo muscular se le suele llamar con el nombre músculos isquiotibiales, pero debemos hacer notar que no todos tienen origen en el isquión e inserción en la tibia, ya que un músculo tan importante como el bíceps femoral se inserta en el peroné.

M. BICEPS FEMORAL. (Biceps crural) (379)

Como su nombre indica es un músculo biventral y además el fascículo más largo es biarticular.

O. El vientre más largo, se inserta en la tuberosidad isquiática (380), mientras que el más corto, en el labio externo de la línea áspera (381).

I. Cabeza del peroné (382).

F. Es extensor o retroversor de la cadera y flexor en la rodilla, además participa en la rotación externa de la rodilla cuando esta está en flexionada.

M. SEMITENDINOSO. (383)

O. Tuberosidad isquiática (384).

I. En la pata de ganso. (385)

F. Este músculo, también biarticular actúa en la *extensión de la cadera* y en la *flexión de la rodilla* y como el anterior realiza la *rotación interna de la rodilla* en flexión.

M. SEMIMEMBRANOSO. (386)

O. Nace en la tuberosidad isquiática (387).

I. Cruzando dos articulaciones llega al cóndilo interno de la tibia. (388)

F. En la articulación de la cadera es retroversor o extensor, mientras que en la rodilla produce flexión y rotación interna simultáneamente.

Este grupo muscular tiene gran influencia en la práctica del esquí alpino y el resto de los deportes sobre patines, ya que intervienen tanto en la rotación interna como externa de la pierna con la rodilla flexionada, ayudando así, a dar la correcta dirección a los esquís o patines.

Otra función importante es la que poseen estos músculos sobre el apoyo del pie, ya que en la marcha propician que el pie apoye verticalmente sobre el suelo.

También se ven muy solicitados en atletismo, durante la carrera de velocidad, actuando como rápidos flexores de rodilla, en la fase de vuelo, pues recogen el pie acercándolo al glúteo y así disminuir el brazo de palanca, permitiendo que la pierna pueda girar hacia delante con mayor velocidad.

En la patada de fútbol, este grupo inicia el "armado de la pierna", pero posteriormente han de relajarse rápidamente para permitir la acción del cuádriceps en el golpeo, por esta razón la profilaxis del futbolista pasa por flexibilizar este grupo muscular y entrenar la coordinación agonista-antagonista.

Finalmente podemos decir que un desarrollo muy fuerte de los isquiotibiales, con un gran acortamiento de los mismos puede dar lugar a una excesiva inmovilidad de la cadera, al incapacitarla en la flexión adelante, de manera que muchos problemas de espalda pueden verse acentuados o provenir de un acortamiento excesivo de los mismos.

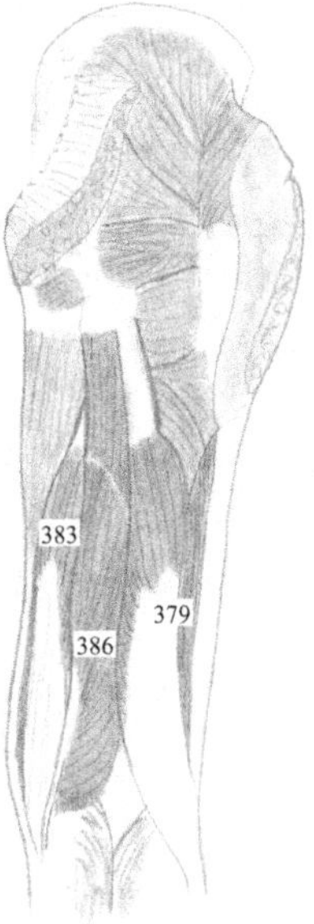

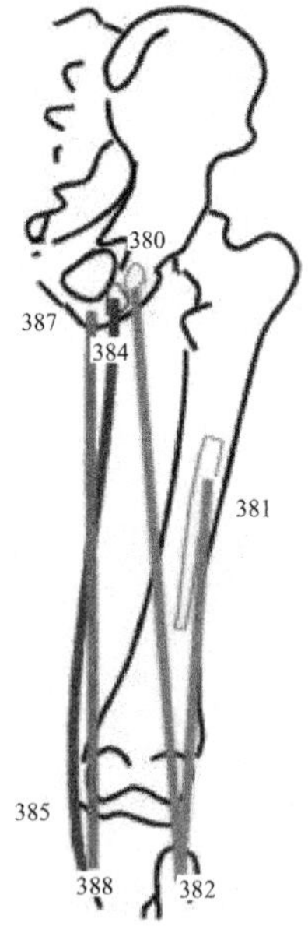

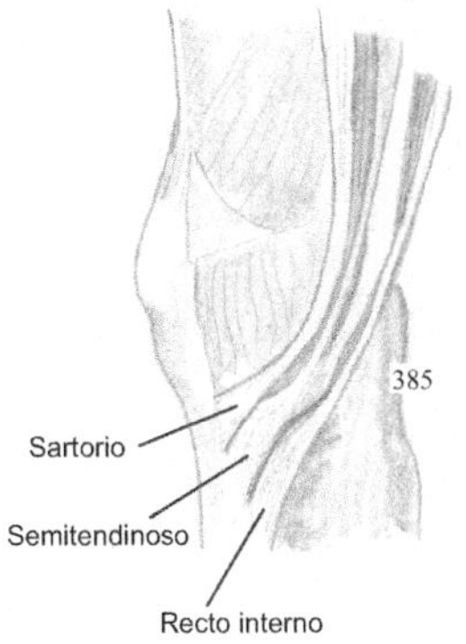

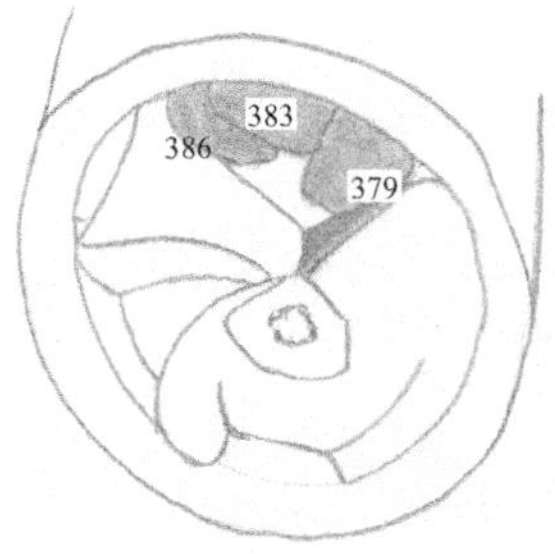

GRUPO ISQUIOTIBIALES	
ACTIVACIÓN Y FORTALECIMIENTO	FLEXIBILIZACIÓN
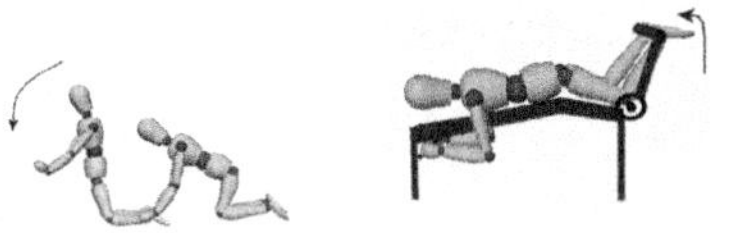 En estos ejercicios debemos tener especial cuidado debido a la debilidad de los mismos en relación con el trabajo al que están acostumbrados (recoger la pierna sobre el muslo), ya que, si se presiona en exceso o se carga mucho peso sobre los mismos pueden romperse con facilidad. También es necesario fijar la cadera bien cuando nos ejercitemos con ellos, sobre todo en el trabajo tendido prono sobre máquina, ya que de lo contrario se pronunciaría en exceso la lordosis lumbar.	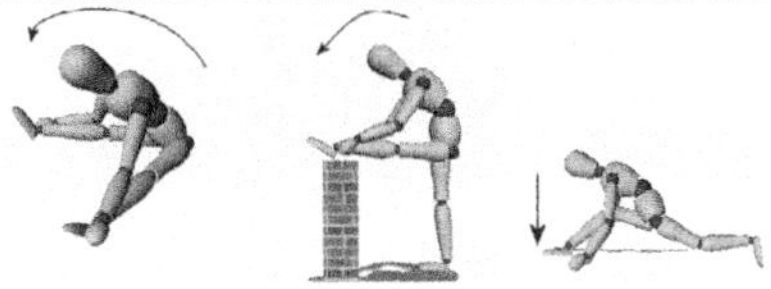

5.5. APARATO LOCOMOTOR PASIVO DEL PIE

En la estructura del pie distinguimos tres regiones: *tarso, metatarso y falanges*.

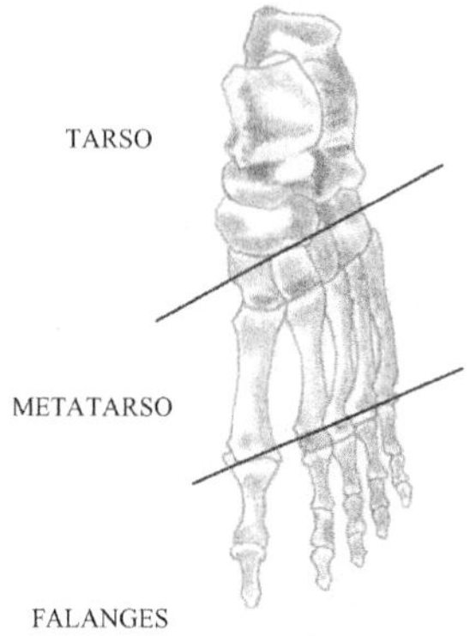

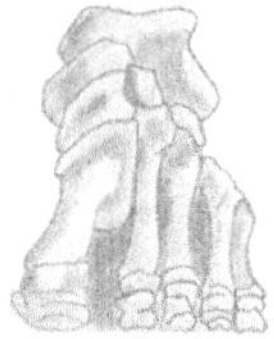

En el ***TARSO*** podemos definir dos áreas

TARSO POSTERIOR. Está formado por:

El CALCÁNEO (389) es el hueso más inferior y posterior del tarso, es el que toma apoyo en el suelo y conforma el talón. En el se inserta el tendón de Aquiles y por delante se articula con el cuboides.

El ASTRÁGALO (390) se articula de forma superior con el calcáneo, encaja con la tibia y peroné, mientras anteriormente está en contacto con el escafoides.

TARSO ANTERIOR.

Está constituido por el ESCAFOIDES (391), CUBOIDES (392) y los tres CUNEIFORMES, MEDIAL, INTERMEDIO Y LATERAL (393).

Se trata de una serie de huesos de aspecto cuboideo, con seis caras de las cuales están articuladas unas con otras y conforman la parte alta de la bóveda del pie.

El ***METATARSO*** el la parte anterior de la bóveda del pie y lo forman cinco huesos largos denominados metatarsianos 1º, 2º, 3º, 4º y 5º en los que el 1º es el más corto y grueso. (394)

En sus extremos proximales denominados base y de aspecto cóncavo, se articulan los huesos del tarso anterior, en el extremo distal se encuentra la cabeza, de aspecto redondeado para dar movilidad a las falanges. Sobre estas cabezas se apoya anteriormente la bóveda del pie en el suelo.

Las ***FALANGES*** (395) son huesos largos en los que también se distinguen una base, un cuerpo y una cabeza, estos son los huesos de los dedos y existen tres falanges articuladas para cada dedo excepto en el primer dedo del pie que es el dedo gordo y en el que sólo existen dos falanges.

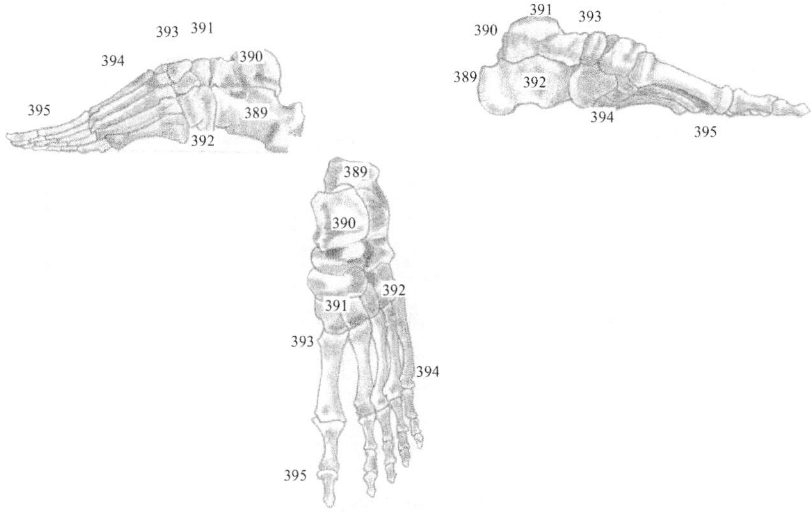

La estructura del pie está pensada no sólo como una palanca, sino también como un amortiguador de presiones, para lo cual, los huesos se articulan formando dos bóvedas, una en sentido longitudinal y otra en sentido transversal.

En la bóveda longitudinal se distinguen dos hileras de huesos, una interna que conforma el conocido arco del pie, y otra externa que está apoyada sobre el suelo en toda su longitud.

En la bóveda transversal los tres huesos cuneiformes y el cuboides se disponen como una especie de arco de medio punto.

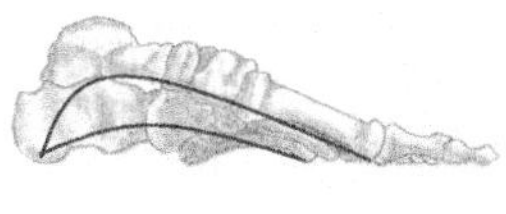

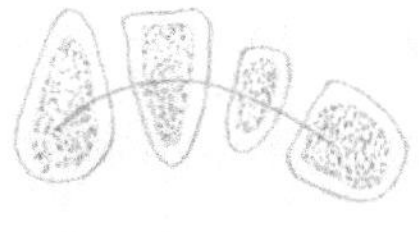

El mantenimiento de estas bóvedas se debe, por una parte, a la *tensión pasiva* que ofrecen los ligamentos plantares, y por otra, a la *tensión activa* ejercida por los músculos *intrínsecos y extrínsecos* del pie y pierna.

Esta tensión activa se genera por la contracción de la musculatura, la cual se va regulando en función de la carga necesaria en cada momento, por esta razón es más cansado estar continuamente de pie estático, que cuando andamos, pues en bipedestación la tensión es constante y no da tiempo a que los músculos descansen.

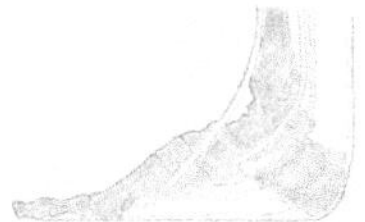

5.6. ARTICULACIONES DEL TOBILLO Y PIE

ARTICULACIÓN SUPRAASTRAGALINA O TIBIOPERONEOASTRAGALINA
(396)

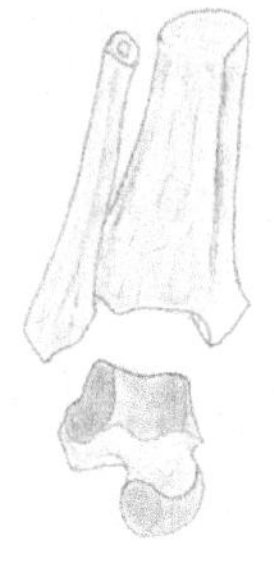

En esta, la horquilla formada tibia y peroné encajan a modo de tenaza por medio de sus maléolos externos e internos sobre el astrágalo.

Ocupa un lugar central en la recepción de la carga y la reparte por la bóveda del pie hacia delante hasta las cabezas de los metatarsianos, y hacia atrás al calcáneo.

Esta articulación es una tróclea, en la que se dan movimientos de flexo-extensión, su *cápsula articular* es laxa y presenta algunos pliegues para facilitar los movimientos del pie.

Como se indica en su denominación, la conforma la tibia y el peroné, que encajan sobre el astrágalo.

Este conjunto se ve estrechamente unido por fuertes ligamentos laterales.

En el *lado interno* (tibial) se halla el *ligamento deltoideo,* (397) que se divide en cuatro partes:

haz tibioastragalino posterior (397.a),

haz tibiocalcáneo (397.b),

haz tibioastragalino anterior (397.c) y

haz tibioescafoideo (397.d).

Estos sujetan el pie de manera que no se exceda el movimiento anatómico de eversión del pie.

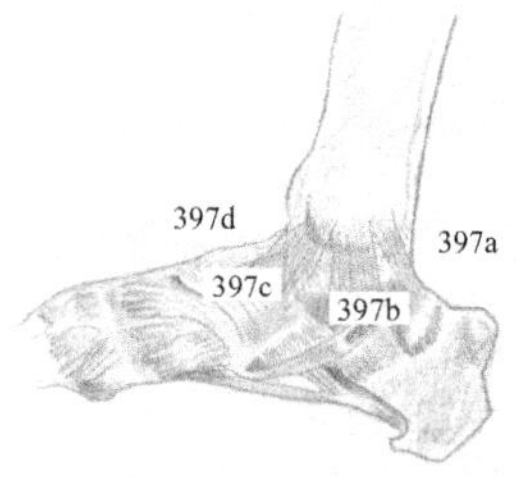

En el *lado externo* (peroneal) se encuentra el *ligamento lateral externo* (398) que va desde el peroné en tres direcciones hacia calcáneo y astrágalo, son pues tres los haces en los que se divide:

- *Ligamento peroneoastragalino anterior (398.a)*
- *Ligamento peroneoastragalino posterior (398.b)*
- *Ligamento peroneocalcáneo (398.c)*

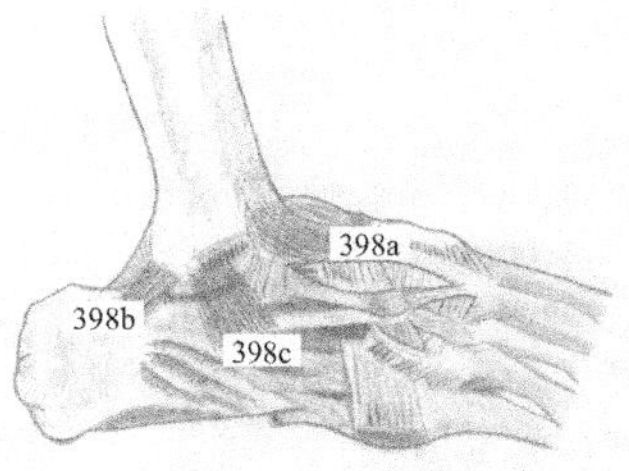

ARTICULACIÓN SUBASTRAGALINA (399)

En la que distinguimos dos articulaciones, la que forman en la parte posterior, el astrágalo con el calcáneo y otra en la parte anterior, la astragalocalcaneoescafoidea (340) formada por carillas articulares de estos tres huesos.

ARTICULACIÓNES TARSO-METATARSIANAS (341)

Forman la unión del tarso anterior con cada una de las bases de los metatarsianos.

ARTICULACIÓN METATARSO-FALÁNGICA. (342)

Es la articulación de las cabezas de los metatarsianos con cada una de las falanges de los dedos. Es una enartrosis pero movimiento rotatorio es más bien pasivo, son el punto de apoyo anterior de la bóveda del pie.

ARTICULACIÓN INTERFALÁNGICA. (343)

Es la articulación que existe en cada uno de los nudillos de los dedos y son trocleares.

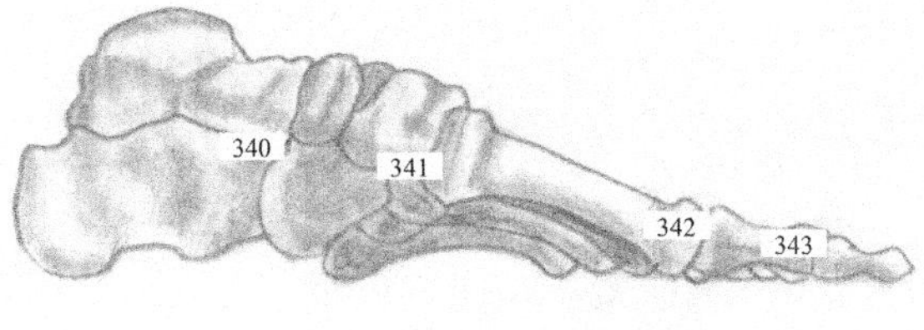

5.7. APARATO LOCOMOTOR ACTIVO DE LA PIERNA

MUSCULATORA DORSAL DE LA PIERNA

PLANO SUPERFICIAL

TRICEPS SURAL (346)

El tríceps sural es un grupo muscular muy importante para todos los desplazamientos y saltos pues el último en transferir las fuerzas resultantes de las diferentes cadenas cinéticas que los originan al suelo.

Está constituido por tres músculos los dos vientres del gastrocnemio y el sóleo, que se unen en un tendón común el de Aquiles.

M. GASTROCNEMIO. (347)

O. Un vientre en el epicóndilo interno y el otro vientre en el epicóndilo externo del fémur. (348)

I. Tuberosidad del calcáneo, por el *tendón de Aquiles.* (349)

F. Tiene actuación sobre dos articulaciones, la del tobillo de forma principal y secundariamente sobre la rodilla.

. Articulación del tobillo: Realiza la extensión de tobillo o lo que es lo mismo flexión plantar. Y además tiene un efecto supinador

. Articulación de la rodilla: Flexión de rodilla. Esta actuación se ve acentuada cuando el pie está un poco elevado.

Esta doble acción sobre la flexión de rodilla y la extensión del tobillo, hace que el gastrocnemio sea más eficaz como flexor plantar o extensor de tobillo cuando la rodilla esté totalmente extendida, pues en flexión los puntos de origen e inserción están más cerca y no permiten un acortamiento tan profundo como en el caso de que este músculo estuviera pretensado por la acción de la extensión total de la rodilla.

De aquí la gran importancia de que la fase de impulsión de la carrera se culmine con la rodilla extendida para que de esta forma los gemelos puedan aplicar toda su fuerza de contracción. A esto ayuda que el pie antes del apoyo, en la fase de vuelo venga con una pretensión, es decir con una pequeña flexión dorsal (puntera mirando hacia delante), ya que a la fuerza de contracción se le suma la fuerza elástica del músculo en pretensión o elongación previa.

Como hemos dicho este músculo se ve involucrado en acciones de carrera, saltos, últimas fases de los lanzamientos atléticos, patada de braza, pedaleos. Es decir todos aquellos movimientos de extensión de tobillo, en los que se necesite fuerza rápida pues es un músculo con gran cantidad de fibras rápidas.

M. SÓLEO.- (350)

O. Tercio superior de la cara posterior de la tibia y peroné, membrana interósea. (351)

I. En la tuberosidad del calcáneo, (tendón de Aquiles). (352)

F. Al contrario que el gastrocnemio este es un músculo uniarticular por lo que sólo ejerce acción sobre una articulación, la del tobillo, en la cual actúa como flexor plantar, (extensor de tobillo).

Es por esta razón por la que se convierte en un potente músculo con gran cantidad de fibras lentas y fuertes ya que cuando la rodilla está flexionada el gastrocnemio es menos eficaz y va a ser el sóleo quien tenga que ejercer toda su fuerza.

Esto ocurre en posiciones estáticas de bipedestación de mantenimiento del equilibrio y donde todo el peso del cuerpo recae en el pie, también cuando las piernas están flexionadas como en el caso de descensos en esquí, o incluso en algunas fases de la danza clásica, como el mantenimiento de posiciones de puntillas y saltos sobre el sitio.

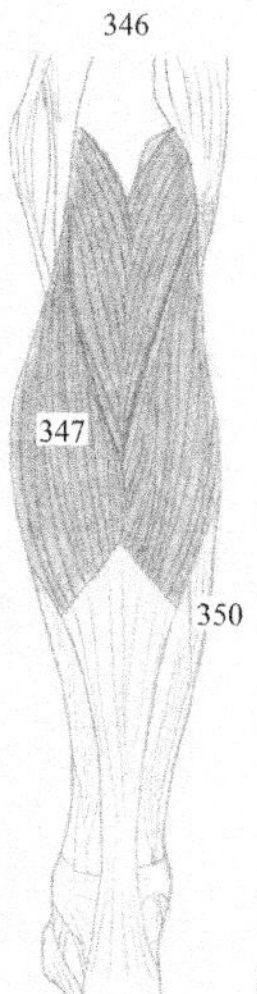

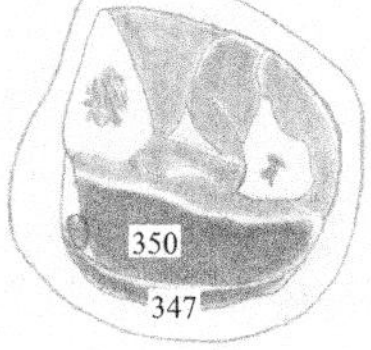

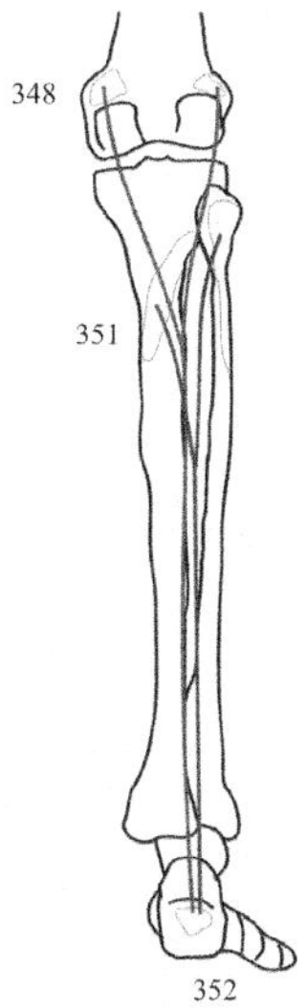

TRICEPS SURAL	
ACTIVACIÓN Y FORTALECIMIENTO	FLEXIBILIZACIÓN
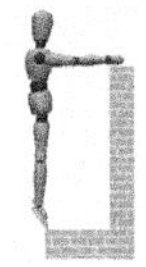 En el siguiente ejercicio vemos cómo se ejercitan estos músculos, al ponerse de puntillas, los músculos son entrenados concéntricamente, al bajar lo hacen de forma excéntrica:	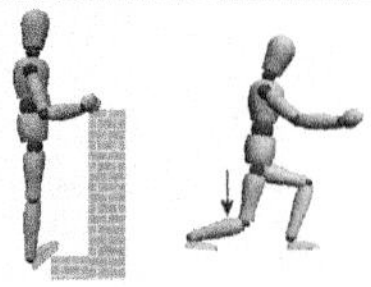 En el trabajo de flexibilidad de este grupo muscular vemos cómo proporcionamos un estiramiento mayor al gastrocnemio cuando realizamos el ejercicio con la rodilla extendida, si la flexionamos el estiramiento se produce en mayor medida sobre el sóleo.

GRUPO EXTERNO DE LOS MÚSCULOS DEL PIE

PERONEO LARGO (353)

O. Epífisis y dos tercios proximales del peroné. (354)

I. Discurre a través de un largo tendón en una vaina sinovial que sirve de punto de flexión para dirigirse por el arco transversal del pie desde el cuneiforme interno hasta la base del primer metatarsiano. (355)

F. Flexión plantar de tobillo y pronación del pie, así como mantiene la tensión de la bóveda transversal del pie.

PERONEO CORTO (356)

O. Dos tercios distales de la cara lateral del peroné. (357)

I. Base del quinto metatarsiano (tuberosidad). (358)

F. Se inserta a través de un tendón que se canaliza en la misma vaina sinovial del tendón de peroneo largo.

Es un flexor plantar y potente pronador (eversión), además ayuda al mantenimiento de la bóveda transversal del pie.

Ambos se pueden potenciar realizando pronaciones o eversiones del pie contra una resistencia.

PLANO PROFUNDO DE LOS MÚSCULOS POSTERIORES

M. TIBIAL POSTERIOR (359)

O. Tercio superior y posterior de la tibia y peroné, membrana interósea.

I. A través de su tendón que pasa detrás del maléolo interno se inserta en escafoides, cuneiforme y bases de los metatarsianos. (360)

F. Flexión plantar al mismo con supinación simultánea si el pie no se encuentra apoyado. Además participa en mantener la tensión de la bóveda longitudinal del pie.

M. FLEXOR LARGO DE LOS DEDOS (361)

O. Cara posterior de la tibia (362).

I. Falanges distales del 2º a 5º dedos. (363)

F. Flexión de los 4 últimos dedos.

Se puede fortalecer este músculo tomando con los dedos pequeños saquitos de arena.

M. FLEXOR LARGO DEL PRIMER DEDO (364)

O. Cara posterior del peroné (365)

I. Base de la falange distal del primer dedo. (366)

F. Flexión del primer dedo del pie.

POPLÍTEO.(367)

O. Epicóndilo externo del fémur. (368)

I. Cara posterior de la epífisis tibial. (369)

F. Flexión de rodilla y rotación interna con la rodilla flexionada.

Interviene en la dirección de los esquís cuando se desciende agrupado.

GRUPO ANTERIOR DE LOS MÚSCULOS DE LA PIERNA

M. TIBIAL ANTERIOR (370)

O. Cara anterior externa de la tibia y membrana interósea (371)

I. Primer cuneiforme y base del primer metatarsiano. (372)

El tendón discurre bajo el retináculo de los extensores, lo que posibilita un punto de inflexión.

F. Realiza flexión dorsal, levanta el borde interno del pie, inversión y con el pie en apoyo, lleva la rodilla y muslo hacia adelante, actuando en la marcha y en el esquí.

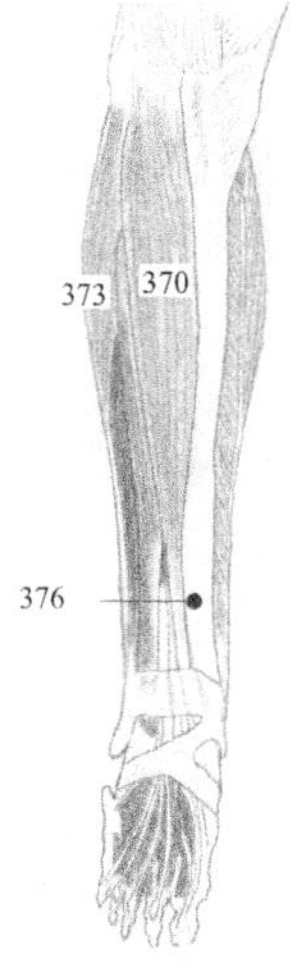

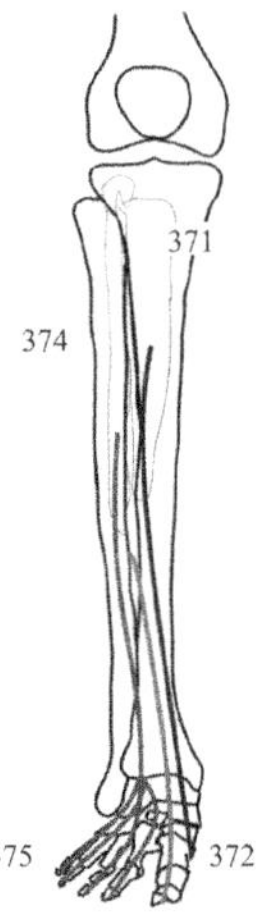

M. EXTENSOR LARGO DE LOS DEDOS (373)

O. Cóndilo externo de la tibia, peroné y membrana interósea. (374)

I. Mediante un tendón que se dividirá en cuatro, cursa en una vaina tendinosa por debajo del retináculo de los músculos extensores hasta las aponeurosis dorsales del 2º a 5º dedo. (375)

F. Flexión dorsal del pie y extensión de los dedos. Apoya la eversión del pie.

M. EXTENSOR LARGO DEL PRIMER DEDO (376)

O. Cara interna de la diáfisis del peroné, membrana interósea. (377)

I. Después de pasar bajo el retináculo de los músculos extensores va a la aponeurosis dorsal del primer dedo insertándose en la falange distal del mismo. (378)

F. Dorso flexión de tobillo, extensión del primer dedo y débil supinación.

TRICEPS SURAL	
ACTIVACIÓN Y FORTALECIMIENTO	FLEXIBILIZACIÓN
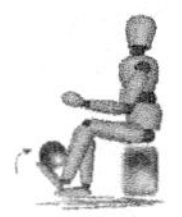	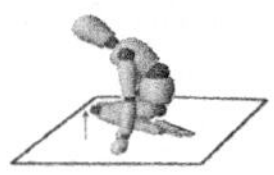

6 BIBLIOGRAFÍA

- AGUADO, X. (1993). **Eficacia y técnica deportiva.** Barcelona. Inde.
- ALTER, M. (1994). **Sport stretch.** Madrid. Gymnos.
- BÄUMLER, G.; SCHNEIDER. K. (1989). **Biomecánica Deportiva.** Barcelona. Ed. Martínez Roca S.A.
- BEAN, A. (1998). **Guía completa del entrenamiento de la fuerza.** Madrid. Tutor.
- BRUGGER, L.; SCHMID, A.; BUCHER, W. (1992). **1000 Ejercicios y Juegos de Calentamiento.** Barcelona. Editorial Hispano Europea.
- CALAIS-GERMAIN, B. (1990). **Anatomía para el Movimiento.** Barcelona. Ed. Paidotribo.
- CARAVANO, P. (1997). **Tratado de musculación.** Barcelona Hispano Europea.
- CIANTI, G. (1998). **Manual tutor del fitness.** Madrid. Tutor.
- GORROTXATEGI, A. (1996). **Anatomía para el Movimiento.** Barcelona. Ed. Paidotribo.
- GORROTXATEGI, A. Y ARANZABAL, P. (1996). **El movimiento humano.** Madrid. Tutor.
- GUYTON, A. C. (1983). **Fisiología humana.** Madrid. Interamericana.
- HERNÁNDEZ CORVO, R. (1989).**Sistema Locomotor.** Barcelona. Ed. Paidotribo.
- KAHLE, W.- LEONHARDT, H.- PLATZER, W. (1977). **Atlas de Anatomía.** Barcelona. Ediciones Omega, S.A.
- MORA, J. (1989). **Colección: Educación Física 12, 14 años.** Cádiz. Diputación Provincial de Cádiz.
- LLORET, M. (2000). **Anatomía aplicada a la actividad física y deportiva.** Barcelona. Ed. Paidotribo.
- ROCA. (1982) **Apuntes de la asignatura Anatomía del Aparato Locomotor.** Granada. INEF.
- SANTONJA ALONSO, M. (1992). **El cuerpo humano. Anatomía Fisiología y Kinesiología para deportistas.** Madrid. Mega Fitness.
- THOMSON C. W. y FLOYD R.T. (1996). **Manual de Kinesiología Estructural.** Barcelona. Ed. Paidotribo.
- VARIOS AUTORES (1989). **Bases para una nueva Educación Física.** Zaragoza. CEPID.
- VARIOS. (1988). **Gimnasia. 1200 ejercicios.** Buenos Aires. Stadium.
- VARIOS. (1984). **Kinesiología y Anatomía Aplicada a la Actividad Física.** Barcelona. Paidotribo.
- VARIOS. (1995). **Teoría del Entrenamiento y del Acondicionamiento Físico.** Cádiz. C.O.P.L.E.F.
- VINUESA, M. y COLL, J., B. **Anatomía para el Movimiento.** Barcelona. Ed.Paidotribo.
- WEINECK, J. (1995). **La Anatomía deportiva.** Barcelona. Paidotribo.

Printed in Dunstable, United Kingdom

91218267R00067